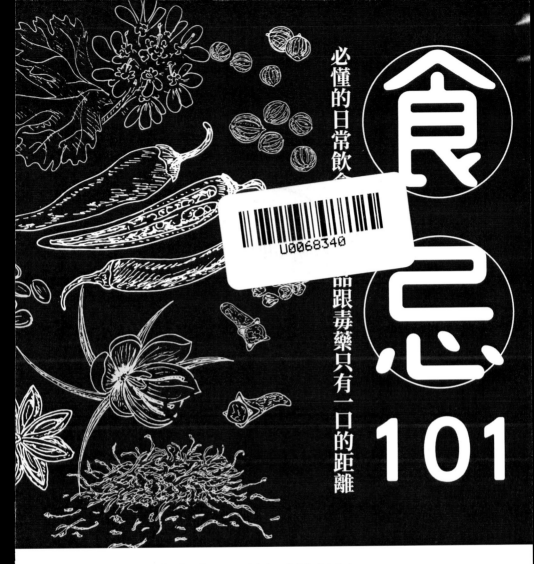

食忌

必懂的日常飲食

品跟毒藥只有一口的距離

101

「很多人不是死於疾病，而是死於無知」

為什麼不是老人也要多吃燕麥？

酒醉者必吃的９種食物是哪９種？

喝茶這種小事有什麼隱藏地雷？

如今還有很多人，不知道如何正確攝取我們熟知的食物，

等到疾病纏身時才感嘆為時已晚。

營養學專家一再告誡人們：

要想擁有一個健康的身體，就必須從細節入手。

許承翰，金躍軍

著

食忌 101

必懂的日常飲食密碼，補品跟毒藥只有一口的距離

目錄

前言

　　東方飲食的精細、博大、深廣、美觀為世界所矚目。不僅如此，中醫理論認為，藥食同源，食物不僅能夠滿足人們的食用欲望，更是祛病養生的保健佳品。

　　俗話說，民以食為天，而以食祛病、以食養生，也是現代人時刻所追求的最天然、最健康、最實用的方法。人到了五、六十歲，身體逐漸衰老，生理機能發生衰退，需要有針對補充營養，可是如何補充、怎樣達到最佳補充效果呢？顯然，人體的衰老是自然界的一個必然過程，長生不老的祕方雖然沒有，但如果我們注意平時飲食中一些細節，則完全可以延緩衰老，達到健康長壽的目的。

　　但是，在現實生活，還有更多的人，不知道如何正確使用我們身邊最為熟知的食物，不知道日常生活中的一些飲食細節。世界衛生組織（WHO）曾告誡人們：「很多人不是死於疾病，而是死於無知！」而正是這些人忽略了身邊的飲食細節，在這種無知的作用之下，很多疾病已然入侵了他們的身體。等到發現時，已是為時已晚。

　　老子云：「天下難事，必做於易；天下大事，必做於細。」這句話深刻指出，想做成大事，必須從簡單的事情做起，必須從細微之處入手。同樣，對於我們的身體健康也要從細節入手。很多營養學專家一再告誡人們：要想擁有一個健康的身體，必須從細節入手。

　　為此，我們借鑒了很多醫學專家的建議編著了本書，本書的宗旨

9

是為了讓更多的人了解更多的飲食細節，以此在食物中獲得合理的營養，掌握正確的飲食細節，因為只有獲得合理的營養和掌握正確的飲食細節才能夠有效增進人體健康，而不注重飲食細節就會引起疾病。全書內容真實準確，解說通俗易懂，是廣大讀者夢寐以求的一部食療寶典。

1. 常吃蔥，人輕鬆

經典這樣說：

蔥，辛能發散，能解肌，能通上下陽氣。

——《神農本草經疏》

蔥是我們日常生活中不可缺少的調味料，也是一種食療佳蔬。關於大蔥還有這樣一個故事：傳說大蔥原本是天上王母娘娘後花園藥圃中的一種「藥花」，為救被瘟疫折磨的人們，被王母娘娘打入到人間。從此，人間便有了大蔥，人們也不再受瘟疫的折磨了。

雖然人們愛吃蔥，但蔥的營養價值卻很少有人知道。現代醫學研究表明，大蔥不僅具有促進食慾的作用，而且還有防病治病、健身減肥等多種功效。俗語說得好：「常吃蔥，人輕鬆。」經常吃蔥尤其是春天多吃些蔥類，對人的身體健康是很有好處的。

專家也曾對大蔥進行過研究，研究證實了大蔥中含有的辛辣味來源於有機硫，尤其蔥白部分含有大量的蔥辣素，不僅產生刺激氣味，還能刺激甲腎上腺素的分泌，甲腎上腺素是一種荷爾蒙激素，可促進人體中脂肪的分解；而人的胖瘦取決於人的脂肪累積程度，往往胖人脂肪層多，瘦人脂肪層少。如果多吃大蔥就會增強人體熱量的釋放，從而減掉脂肪的累積。

此外，每年的春天是大量細菌滋生的活躍期，如果稍加不注意就會發生細菌性中毒或感染疾病。而蔥含有的植物殺菌素具有較強的殺菌作用，特別對痢疾桿菌及皮膚真菌的作用更為明顯。蔥還能預防春

11

季呼吸道傳染病，有效治療傷風感冒。人如果出現打噴嚏、流眼淚、流鼻涕等症狀，取蔥白咀嚼至出汗即可除病。蔥在人體內還有「清掃」和「加油」的作用，患有貧血、低血壓的人多吃些蔥可以補充能量。

食材雙面刃：

在日常飲食中有很多人用大蔥蘸大醬吃，從營養學的觀點來看這對身體是很有益處的。大蔥是蔬菜，含有 β- 胡蘿蔔素，維生素 C，膳食纖維，無脂肪及低熱量等。醬，是大豆做的食品，大豆富含蛋白質，維生素和礦物質等。這樣，大蔥和大醬就是一個黃金搭配了。

美味指南：

向大家介紹幾種大蔥治感冒的食療方：

1. 蔥白飲
蔥白（帶根鬚）一段，用水煎煮即可。溫熱服下後，再飲一碗熱粥，可緩解傷寒感冒等症狀。

2. 蔥豉飲
蔥白（帶根鬚）與豆豉一同煎煮即可，治療感冒有一定的效果。

3. 三根湯
蔥白（帶根鬚）與白蘿蔔、白菜根或生薑同煎，可用於治療感冒，可多次服用。

附錄： 每 100 克大蔥含蛋白質 2.5 克，脂肪 0.3 克，碳水化合物 5.4 克，鈣 54 毫克，磷 61 毫克，鐵 2.2 毫克，胡蘿蔔素 0.46 毫克，維生素 C 15 毫克。

2. 美味芹菜健康一生

經典這樣說：

菜之美者，有雲夢之芹。

——《呂氏春秋》

芹菜是人們日常生活中常見的家常蔬菜之一。芹菜以其清雅翠綠，香味可人，深受人們歡迎。芹菜的營養非常豐富，它含有蛋白質、脂肪、碳水化合物、膳食纖維、鈣、磷、鐵等多種營養物質，同時還具有極高的藥用價值。

中醫認為，芹菜性涼、味甘，無毒，具有散熱、祛風利濕、降壓利尿的作用。現代醫學研究發現，芹菜含鐵量比較高，是缺鐵性貧血患者的主要食用蔬菜之一。芹菜中還含有豐富的鉀，是治療高血壓及其併發症的首選之品，對於血管硬化、神經衰弱患者亦有輔助治療作用。芹菜的葉和莖含有芹菜苷、佛手苷內酯和精油等物質，別具芳香。

芹菜因其性味辛香，具有溫熱健胃之功，對於那些體性偏寒的患者療效較為理想。經常吃些芹菜，可以中和尿酸及體內的酸性物質，對防治痛風有較好的效果。芹菜還具有美容養顏以及鎮靜安神等保健作用。另外，芹菜是高纖維蔬菜，它經腸內消化作用之後會產生一種木質抗氧化劑，高濃度時可抑制腸內產生致癌物質。因此，常吃芹菜還能有效預防結腸癌的發生。

芹菜還具有減肥的作用。美國從事肥胖研究的專家指出，芹菜提

13

供給人體的熱量小於人消化芹菜所需的熱量。研究表明，芹菜中水分含量約占百分之九十五，一棵芹菜大約含有四～五卡路里的熱量。但是人咀嚼它需要四～五卡路里的熱量，進入腸胃中又需要大約五卡路里的熱量。這樣消化芹菜所需的熱量已經超過芹菜本身提供給人體的熱量。如果你想擁有苗條的身材，那麼你不妨堅持每天吃一些芹菜。

食材雙面刃：

生活中很多家庭吃芹菜時只吃莖不吃葉，這樣其是不正確的吃法。因為芹菜葉中營養成分遠遠高於芹菜莖，芹菜中 β- 胡蘿蔔素含量是芹菜莖的八倍，維生素 C 的含量是芹菜莖的三倍，維生素 B1 是芹菜莖的一倍，蛋白質是芹菜莖的一倍，鈣含量超過芹菜莖的二倍。可見，芹菜葉的營養價值是不容忽視的。家用芹菜有一定醫療作用，然而野生芹菜卻有劇毒，誤食則會危及生命。另外，男性多吃芹菜會抑制睪丸酮的生成，從而有殺精子的作用，這樣會減少精子數量。

美味指南：

1. 豆腐炒芹菜葉

豆腐 1 塊，鮮芹菜葉 500 克。先將芹菜葉洗淨，放入沸水中焯半分鐘，取出，瀝乾水分，切碎。豆腐洗淨，切成塊，用沸水焯過，撈出。油鍋置旺火上，燒至六七成熱，放入豆腐不斷翻炒，待豆腐塊炒成金黃色時，放入芹菜葉一同炒，再放入醬油、鹽、味精、香油，再翻炒幾下出鍋即可。本品是便祕患者的理想菜餚。

2. 糖醋芹菜

芹菜 500 克，糖、醋適量。先將嫩芹菜去葉留莖洗淨，放入沸水中焯一下，待芹菜莖變軟時，撈起瀝乾水分，將芹菜切成段，

加入糖、鹽、醋調拌均勻，淋上麻油之後裝盤即可。本品酸甜可口，去膩開胃，有降脂、降壓之功效。

3. 芹菜拌鮮椒

嫩芹菜 200 克，紅辣椒 100 克，調味料適量。先將芹菜洗淨後切成段，在沸水鍋內焯一下，撈出瀝乾水分；將紅辣椒洗淨，切成細絲。芹菜擺在盤內，再將紅椒絲放在芹菜上面，食用時放入精鹽、味精、薑末、花椒油拌勻即可。本品可有效促進人體的新陳代謝。

附錄：每 100 克芹菜中含有蛋白質 2.2 克，鈣 8.5 毫克，磷 61 毫克，鐵 8.5 毫克，其中蛋白質含量比一般瓜果蔬菜高 1 倍，鐵含量為番茄的 20 倍左右。

3. 多吃番茄可防癌

經典這樣說：

（番茄）生津止渴，健胃消食，治口渴，食慾不振。

———《陸川本草》

根據有關資料報導，在美國，紅十字會發送番茄秧苗，提供每個家庭都種番茄、吃番茄，目的是為了預防癌症。現代醫學研究表明，番茄除能降低前列腺癌的發病率外，對胃癌、肝癌、肺癌、膀胱癌、胰腺癌、卵巢癌、子宮癌也有預防作用。

一九九五年，美國哈佛大學的研究人員對四十～七十五歲的四萬七千名男性所做的六年跟蹤調查顯示，每週十次以上食用番茄的人與不食用番茄的人相比，其前列腺癌的發病率減少了百分之四十五。隨後，加拿大研究人員發現番茄裡面的茄紅素，不但可以預防癌症，還有抑制腫瘤擴大的作用。

當番茄成熟時使番茄發紅的一種天然色素稱茄紅素，茄紅素是一種強有力的抗氧化劑，其抗氧化作用約為 β- 胡蘿蔔素的兩倍。茄紅素對多種腫瘤有抗癌抑癌作用，特別是對前列腺癌和乳腺癌的效果十分引人注目。

專家們解釋說，茄紅素是天然 β- 胡蘿蔔素中最有效的抗氧化劑。茄紅素清除自由基的效率相當於水溶性維生素 E 的三倍，其抗氧化能力可以透過體內一系列氧化還原酶活力而反映出來。茄紅素可使小白鼠肝微粒體內還原型輔酶 II 細胞色素 P450 還原酶、還原型輔酶 I 細

16

胞色素 b5 還原酶、葡萄糖 -6- 磷酸還原酶活性降低；肝臟超氧化物歧
化酶、過氧化氫酶、谷胱甘肽過氧化物酶活力增加，從而提高抗氧化
系統能力。

　　茄紅素能增加人體內輔助性 T 細胞的數量，能使突變的 T 細胞恢
復正常，從而提高身體的免疫力。茄紅素還可使突變的細胞與正常細
胞之間的細胞間隙連接通訊功能得到恢復，因此突變細胞可以接收到
正常細胞傳輸的生長調控信號，從而減低突變細胞的惡性增殖。

食材雙面刃：

　　需要注意的是，沒有成熟的青番茄是不能食用的。因為青番茄中
含有毒物質——茄鹼，食用後容易發生食物中毒。輕度中毒會出現口
苦舌澀、心慌意亂；重度中毒則發生腹痛、腹瀉、抽搐等症狀。

美味指南：

番茄最健康的食用方法是飲汁。番茄汁的製備方法也很簡單，可
以自己動手壓榨，最好現榨現喝，才能保存更多的營養。根據檢
測，在番茄汁中加入百分之一的玉米油後煮沸，可顯著提高人體
對茄紅素的生物利用度。市售的番茄汁在製作過程中添加了調味
料，如果喝過量可能攝取過多的鈉，有高血壓和腎臟病的患者需
特別注意。在膳食中烹製番茄時，應加入適量的油脂，最好是不
飽和脂肪酸的油脂，例如橄欖油、菜油或玉米油等。因為茄紅素
是高度脂溶性化合物，加入油脂可使更多的茄紅素溶入油脂載
體。而且，在番茄的整個消化過程中，都需要油脂的參與。

附錄： 番茄中含有大量果膠、鞣酸和多種可溶性收斂成分，如空腹大量食
之，這些成分易與胃酸發生化學反應，生成難以溶解的硬塊狀物，堵

17

塞胃腸，使腹內壓升高，引起胃腸不適。

4. 廚房裡的美容劑「黃瓜」

經典這樣說：

（黃瓜）解痙癖熱毒，清煩渴。

———《滇南本草》

黃瓜又稱胡瓜、王瓜、刺瓜等，性寒味甘，是葫蘆科黃瓜中以果實供食用的一年生攀緣性草本植物。內含丙醇二酸、半乳糖、葡萄糖、精胺酸、芸香苷、異槲皮苷、木糖、果糖、蘆丁、鉀鹽，維生素C、A、B2、E及多種游離胺基酸、細纖維素、綠原酸等成分。

黃瓜含水量高達百分之九十六～百分之九十八，是瓜果蔬菜中含水量最高的。炎炎夏季，口燥舌乾，一根黃瓜就可使人甘涼可口，口渴頓解。黃瓜所含的纖維素非常豐富、嬌嫩，在促進胃腸蠕動，通利大便和排除腸內毒素方面有很好的作用。

令人矚目的，黃瓜還具有減肥的功效，這主要是由於鮮黃瓜中含有一種叫丙醇二酸的物質，可抑制人體內糖類轉化為脂肪。據有關專家研究，丙醇二酸無毒副作用。因此，黃瓜被醫藥營養學家們稱為良好的天然減肥食品。

黃瓜還被人們稱為「廚房裡的美容劑」，它含有人體生長發育和生命活動所必須的多種糖類、胺基酸和豐富的維生素，為皮膚提供充足的養分。

據專家研究，鮮綠的黃瓜中含有一種黃瓜酶，它是一種生物活性很強的生物酶，能有效促進身體的新陳代謝，擴張人體皮膚微血管，

促進血液循環，增強皮膚的氧化還原作用，有良好的潤膚美容功效。如果堅持每天用新鮮的黃瓜汁塗抹皮膚，可以舒展、延緩臉部皺紋，對治療臉部黑斑，還能具有清潔和滋潤皮膚的效果。

此外，黃瓜還有防病祛病的功效。它所含的葫蘆素 C 還可預防腫瘤的發生。黃瓜中的纖維素可促進腸道中腐敗食物的排泄和降低膽固醇，所含較多的鉀鹽有利尿和降壓的作用。黃瓜還具有降血糖的作用，對糖尿病人來說，黃瓜無疑是最好食物。

食材雙面刃：

黃瓜可生吃，但不宜過多食用。黃瓜中維生素較少，因此在吃黃瓜的同時應吃些其他的蔬果。有肝病、心血管疾病、腸胃病以及高血壓的人都不要吃醃黃瓜。脾胃虛弱、腹痛腹瀉、肺寒咳嗽者都應少吃黃瓜。此外，我們經常吃的黃瓜肉質並不是黃瓜中維生素 C 含量最高的部分，而真正含量高的部分卻是新鮮翠綠的黃瓜皮和烹飪後的黃瓜籽。由此可見，吃黃瓜時削皮去籽的做法，實際是丟了黃瓜中維生素 C 含量最豐富的部分。所以，在吃黃瓜的時候，你最好連皮一起吃。

美味指南：

黃瓜的功用還有不少呢！下面給大家做個推薦，請看：
1. 黃瓜拌蜇絲
將嫩黃瓜洗淨消毒後，切火柴梗絲。海蜇皮溫水泡發，去沙洗淨，切絲後入溫開水中略氽，即撈入冷開水中投涼。香菜洗淨切段，生薑去皮，洗淨切絲。將鹽、醬油、醋、味精、香油同置一碗中，對成調味色清汁。將黃瓜絲、海蜇絲分層碼入盤中，上撒香菜段、薑絲，澆上調味色清汁，拌勻即可食用。本品具有減

肥作用。

2. 黃瓜蝦米拌冬粉

取黃瓜 200 克，用水洗淨，切成細絲，放入少量精鹽醃漬，去掉
汁水盛在盤裡。然後，取水發冬粉 100 克，擠掉水，切成 3 公分
長的段，放在黃瓜絲上邊，再把水發蝦米放在冬粉上。蔥花放在
碗裡，放精鹽、味精、醋、醬油調成醬汁，淋在黃瓜、冬粉上，
澆上麻油，拌勻即可。本品隨餐食用，用量自行斟酌，具有消暑
開胃的功用，同時，對夏季中暑、吸收不良症候群也有療效。

附錄： 每 100 克黃瓜中含蛋白質 0.9 克，脂肪 0.2 克，碳水化合物 2.5 克，
纖維素 0.7 克，鈣 31 毫克，磷 31 毫克，鎂 12 毫克，鐵 1 毫克，鉀
148 毫克，維生素 C 2.8 毫克，葉酸 14.0 毫克。

5. 補血妙品南瓜

經典這樣說：

> 南瓜色黃味甘，峻補元氣，不得以賤而忽之。昔在閩中有素火腿者，云食之滋津益血。
>
> ——《本草綱目》

南瓜又名番瓜、麥瓜、倭瓜、金瓜、金冬瓜等。南瓜不但營養成分較全，而且它的營養價值也較高。中醫學認為，南瓜性溫味甘，入脾、胃經。具有補中益氣、消炎止痛、解毒殺蟲的功能。可用於氣虛乏力、肋間神經痛、痢疾、治燙傷、驅蛔蟲、支氣管哮喘、糖尿病等症。

南瓜含有豐富的維生素 A、B、C 及礦物質，還含有人體所需的多種胺基酸和兒童必需的組胺酸，可溶性纖維、葉黃素等。現代醫學研究表明，南瓜可以預防中風，因南瓜裡含有大量的亞麻仁油酸、軟脂酸、硬脂酸等甘油酸。清代名醫陳修園說：「南瓜為補血之妙品。」這是因為，南瓜中所含有的鈷、鋅、鐵具有補血作用。

秋天氣候比較乾燥，這時不妨增加一些富含維生素 A、E 的食品，可增強身體免疫力，對改善秋燥症狀也大有益處。而南瓜剛好就含有豐富的維生素 E 和維生素 A。

南瓜除了可以防秋燥之外，其所含果膠還可以保護人體的胃腸道黏膜免受粗糙食品刺激，可促進潰瘍很快的癒合，適用於胃病患者南瓜所含成分能促進膽汁分泌，加強胃腸蠕動，能夠幫助食物很好的消

化和吸收。據資料顯示，南瓜本身所含有的特殊營養成分可增強身體免疫力，防止血管動脈硬化，具有防癌、抗癌、美容和減肥作用，在國際上已被視為特效保健佳蔬。

食材雙面刃：

吃南瓜也要適量，因為吃太多的南瓜，體內會攝取過多的 β- 胡蘿蔔素，β- 胡蘿蔔素會沉積在體內的表皮角質層當中，因此像是鼻子、人中、眼睛周圍，或身體表皮皺褶較多的地方，皮膚會轉變成檸檬黃一樣的顏色，這種症狀被稱為胡蘿蔔素沉著症。所以，食用南瓜時最好不要過量。另外，對於患有高血壓的病人，可炒南瓜子吃，因吃炒南瓜子對於高血壓有一定的治療效果，但每日用量以 20 克左右為宜。

美味指南：

南瓜的食用方法很多，可煮粥、蒸食、熬製、煮飯等。下面向大家推薦幾種南瓜食療方：

1. 南瓜湯

南瓜 500 克，調味料適量。將南瓜去皮、瓤，洗淨切塊入鍋中，並在鍋中加入適量的清水，待煮至瓜熟時，加入調味料即可。早、晚各服食 1 次。本品具有降糖止渴的功效，糖尿病患者可常服食。

2. 南瓜餅

南瓜 500 克，玉米粉 250 克，調味料少許。先將南瓜洗淨後，去皮瓤，切成絲，放入盆內，加入玉米粉、蔥花、精鹽和適量的水拌勻成稀糊狀。然後將平底熱鍋，放少許油燒熱，用勺盛南瓜玉米粉放入鍋內，攤成餅，烙熟即可。本品具有補中益氣，降血脂、降血糖等功效，可用於冠心病、高血脂症患者。

食忌 101
必懂的日常飲食密碼，補品跟毒藥只有一口的距離

附錄： 每 100 克南瓜含蛋白質 0.6 克，脂肪 0.1 克，碳水化合物 5.7 克，膳
食纖維 1.1 克，鈣 10 毫克，磷 32 毫克，鐵 0.5 毫克，β- 胡蘿蔔素
0.57 毫克，核黃素 0.04 毫克，菸酸 0.7 毫克，抗壞血酸 5 毫克。

6. 營養保健看蒟蒻

經典這樣說：

以灰汁煮（蒟蒻）即成凍，以苦酒淹食，蜀人珍之。

———《蜀都賦》

蒟蒻是一種多年生天南星科草本植物，其有用部分是地下塊莖中的葡甘露聚醣。蒟蒻是一個大家族，可分很多種類型，全世界大約有一百二十多種。

蒟蒻是目前所發現的唯一能大量提供葡甘露聚醣的經濟作物，在食品、醫藥、印染、石油鑽探等各行業已顯示了廣泛的應用前景。隨著科學技術的發展，蒟蒻的應用價值也不斷被開發出來。

現代醫學研究表明，蒟蒻的食用和藥用價值都很高。蒟蒻當中的主要成分是葡甘露聚醣，它不僅含有人體所需的多種胺基酸和多種微量元素，能減少有害物質在腸內產生，有助於把體內當中的有毒物質排出體外。葡甘露聚醣還具有低蛋白質、低脂肪高纖維、吸水性強、膨脹率高等特性，可作為仿生素食、蒟蒻果凍、雪糕、霜淇淋、牛奶、麵製品、飲料等製品的主輔材料，也可以直接製作成其他食品。

蒟蒻還是獨特的食品添加劑，如將少量蒟蒻粉添加在食品中，既能增加營養，又能改善食品的品質。因此說蒟蒻是理想的營養保健食品。

蒟蒻還具有極高的藥用價值。它具有降血壓、降血脂、減肥、美容、保健、通便等多種功效。蒟蒻中的植物纖維被醫學證明有增加血

液中胰島素，能降低血糖，對預防和治療糖尿病有極好的療效。蒟蒻精粉還能夠有效降低糖尿病人的空腹血糖、總膽固醇、三酸甘油酯，可增加高密度脂蛋白，對病人伴有的脂代謝紊亂和習慣性便祕有明顯療效。

此外，科學家經多年研究的結果認為，蒟蒻可以防治腸癌、食道癌、肺癌、腦瘤，是一種理想的抗癌食品。

食材雙面刃：

需要注意的是，生蒟蒻有毒，一定要煎煮三小時以上才可食用，每次不宜多食，推薦量每人每餐八十克左右。選購、保存和食用的方法剝掉蒟蒻球根的皮，研磨成粉狀可以做成白色的蒟蒻，不剝皮研磨成粉狀可以做成黑色的蒟蒻。烹飪之前，先用鹽搓一搓，可以去掉附著在表面的石灰粉。蒸或炒可減少蒟蒻表面的水分，使蒟蒻吃起來很有嚼勁。燉菜的時候，為了防止被菜刀切到手，可以用手或勺子將蒟蒻搗碎再進行烹飪，這樣不僅可以增加表面受熱面積，同時也會使味道更容易滲透進去。

美味指南：

1. 蒟蒻豆腐
蒟蒻乾片 500 克，粳米 250 克。先將蒟蒻乾片和粳米浸泡在水裡，待泡發後，用石磨將二者磨成漿，放入鍋內煮熟；鏟出攤晾後，切成塊，再放入清水中浸泡數天；待水沒有異味時，即可食用。本品具有解毒消腫、潤腸通便之功效。可適用於咽喉腫痛等病症。

2. 蒟蒻煲鯽魚
活鯽魚 250 克，蒟蒻豆腐 200 克，生薑、米酒等適量。先將鯽

魚處理乾淨，放入鍋中，加入適量清水，煮沸後加生薑、米酒、油、鹽等調味料。待煮至乳白色之後再加入蒟蒻豆腐，煮至豆腐入味後即可出鍋。此湯具有補益正氣，清熱潤燥的功效。適用於牙齦腫痛，胃熱赤眼等病症。

3. 蒸蒟蒻片

蒟蒻 500 克，調味品適量。將蒟蒻除去黑皮，切成片，立即投入水中浸泡二至三天，使生物鹼溶解於水中，以免中毒；浸泡時，每天換水二～三次，浸泡後及時用旺炭火烘烤、烤至半乾後，取出晒成乾片將乾蒟蒻片蒸熟，加上調味品，即可食用。本品具有活血化瘀，消腫解毒作用，可作為癌症病人的食療佳蔬，心腦血管病人服之亦有改善症狀的效果。

附錄：　每 100 克蒟蒻中含蛋白質 2.2 克，脂肪 0.1 克，碳水化合物 17.5 克，鈣 19 毫克，磷 50 毫克。此外還含有大量的葡甘露聚醣、維生素、植物纖維及一定量的黏液蛋白。

7. 大蒜是最好的保健聖品

經典這樣說：

大蒜性熱善散，善化肉，故人喜食，多用於暑月。

——《本草衍義補遺》

大蒜是人人皆知的佳蔬，它又是一種調味品，是人們在烹飪佳餚中是不可缺少的佐料。在民間大蒜就素有以大蒜醫治百病的單方，被人們譽為「保健聖品」。那麼，大蒜為何有如此美譽呢？

現代醫學研究表明，大蒜中含有多種硫化合物的成分，這種有效活性成分為大蒜素。大蒜素具有極強的殺菌能力。例如：將一瓣生蒜放在口裡嚼 3 分鐘，就能夠殺滅口腔裡潛藏的各種細菌。所以幾乎所有的涼拌菜和麵點（如冷麵、涼粉）中，都離不開生大蒜。大蒜素還具有誘發人體內淋巴細胞活動的作用，並且隨著大蒜素濃度增高，淋巴細胞活動的頻率也隨之升高，這說明大蒜具有提高身體免疫力的功能。

醫學研究發現，大蒜當中含有的硫，還能夠消除致癌物亞硝胺，故有防胃癌作用。當然，偶然吃點大蒜對抗癌是沒有什麼效果的。只有堅持長期每天適量吃一些大蒜，就會對防癌抗癌達到積極的作用。

最近幾十年來，尤其是在用中醫藥治療急腹病的研究過程中，用大蒜泥敷貼對治療膽囊炎和急性闌尾炎等疾病中也獲得了很好的療效。大蒜中的蒜素可以提高好的膽固醇高密度脂蛋白，降低不好的膽固醇低密度脂蛋白，減少三酸甘油酯。研究顯示：高血脂的患者在服

用大蒜之後，他們的血壓、低密度脂蛋白和纖維蛋白質都降低了，血黏度下降，使得血凝的危險也明顯的降低了。

　　大蒜還是美容保健的佳品。大蒜具有抑制異狀皮脂分泌的功能；還具有還原作用。例如：谷胱甘肽就是一種極強抗氧化劑，能使臉部皮膚的黑色素直接還原，從而達到美白護膚的作用。

食材雙面刃：

　　過量食用大蒜會引起眼瞼炎、結膜炎，故眼疾患者應禁食大蒜，每次咀嚼兩瓣大蒜為宜。大蒜不可空腹食，因為大蒜具有較強的刺激性和腐蝕性，胃潰瘍患者應禁食。在服用中藥期間，也要禁食大蒜，因為很多中藥方劑或成藥都禁忌辛辣。大蒜不宜長時間不間斷的吃。這是因為大蒜會影響人體對維生素 B 的吸收，不間斷的食用大蒜會引起維生素 B 大量缺乏。每天吃 1 次或隔天吃 1 次為宜。

美味指南：

在食用大蒜時應注意將其搗碎，因為在大蒜的鱗莖中含有蒜胺酸和蒜酸，這兩種成分在鱗莖中各自存在，互不干涉。只有把鱗莖搗碎使兩者接觸後，蒜胺酸才能在蒜酸的作用下分解成揮發性的大蒜辣素。因此，在食用大蒜時將其搗碎，是為了食用方便。此外，大蒜有股特殊的氣味，生食後可咀嚼少量茶葉或生花生米，以消除其氣味。

附錄：　每 100 克大蒜中鮮鱗莖含水分 69.8% 左右、蛋白質約 4.4%、碳水化合物 23.6%。鱗莖中含維生素 C 較少，而嫩苗中含量很高，每 100 克含 77 毫克。

8. 多吃蘑菇可強健骨骼

經典這樣說：

蘑菇為補償維生素 D 的要劑，預防佝僂病，並治療貧血。

———《現代實用中藥》

蘑菇，又稱肉蕈、洋蘑菇。自古以來就把蘑菇譽為「山珍」妙品。中醫認為，蘑菇性涼，味甘，具有健脾益胃，理氣化痰的作用，可治痰多腹脹、噁心吐瀉等病症。現代醫學研究表明，蘑菇營養豐富，味道鮮美，科學食用蘑菇可有益於人體骨骼的健康。

儘管蘑菇的蛋白質含量不算很多，但其中含有大量不同類型的胺基酸及與胺基酸有關的含氮物質，尤其是人體所必需的八種胺基酸，在蘑菇中都已具備。實驗研究表明，蘑菇浸出液中有若干種類型的多醣體，含有干擾素誘導素，可大大增強人體對癌症的抵抗力，因此，被稱之為「天然抗癌良藥」。

蘑菇的不同部位，營養物質的含量也有所不同。一般來說，菌蓋比菌柄營養更加豐富，最適於食用的是新鮮的較幼嫩的蘑菇的子實體。

蘑菇還含有豐富的礦物質，其中所含的微量元素硒，可以使血中谷胱甘肽過氧化酶的活性增強，能防止過氧化物損害身體，並且還能有效提高身體免疫力。蘑菇所含的大量植物纖維，具有防止便祕、促進排毒、預防糖尿病及大腸癌、降低膽固醇含量的作用，而且它所含有的熱量較低，可以防止人體過於發胖，是一種比較理想的美容

減肥食品。

　　蘑菇是天然食物中維生素 D 的主要來源之一。蘑菇中維生素 D 的含量相當於人體每天所需的八點六九倍。而人們在補鈣的同時，維生素 D 的攝取可促進鈣的吸收利用，有益於骨骼的健康生長。因此，對青少年、老年人和那些需要補鈣的人群來說多吃蘑菇是非常有益處的。

食材雙面刃：

　　如果選用新鮮蘑菇，而且將鮮蘑菇在陽光下晒乾後再食用，其營養更加豐富，營養價值會發揮到極點。因此，食用蘑菇以乾品為多，使用前要用水浸泡發好，如果用熱水浸泡蘑菇，蘑菇當中的很多營養成分被溶解在水中，會使其營養成分大量的損失掉。因為蘑菇中含有一種核酸分解酶的物質，用溫度過高的熱水浸泡時，這種酶的物質就會催化蘑菇中的核糖核酸，這樣就會受到損害。相反的，用冷水浸泡蘑菇時，其營養成分就不易分解破壞掉，但也不宜久泡。

美味指南：

1. 蘑菇煲冬粉
蘑菇 50 克，冬粉 100 克，牛肉湯及肉末各適量。將蘑菇泡發後洗淨切絲，冬粉備用；鍋內加入牛肉湯，把蘑菇、冬粉及肉末一同放入鍋內，煮熟後即可。本品具有理氣和中，增進食慾，滋補氣血的作用。適用於脘腹痞滿，食慾不振及體倦無力等病症。

2. 蘑菇燒豆腐
嫩豆腐 250 克，蘑菇 100 克。將豆腐洗淨切塊，蘑菇洗淨切片。砂鍋內放入適量清水，下入豆腐、蘑菇片、鹽，用中火煮沸後，

再改用小火燉 15 分鐘，加入醬油、味精，淋上香油即可。本品具有補氣益胃，化痰理氣的作用。適用於糖尿病患者食用。

3. 雞皮蘑菇

蘑菇 150 克、嫩筍片 50 克、熟雞皮 100 克。將蘑菇洗淨切片，入沸水鍋中略焯一下，撈出備用；將雞皮切塊；鍋置於火上，加入適量的湯，放入雞皮、蘑菇片、筍片，煮沸後加入米酒、精鹽、蔥段、薑絲，再改用小火煮至入味，加入味精，用澱粉勻芡，淋上芝麻油即可。本品具有補益養胃，強體抗癌的作用。適用於各類癌症患者作為食療菜餚。

附錄： 每 100 克蘑菇中含有蛋白質 2.8 克，脂肪 0.2 克，碳水化合物 2.4 克，鈣 8 毫克，磷 66 毫克，鐵 1.3 毫克，維生素 C4 毫克，硫胺素 0.11 毫克，黃素 0.16 毫克、菸酸 3.3 毫克。

9. 滋陰潤燥吃銀耳

經典這樣說：

此物（銀耳）有麥門冬之潤而無其寒，有玉竹之甘而無其膩，誠潤肺滋陰要品。

———《本草詩藥性》

銀耳又名白木耳、白耳子、雪耳，為銀耳科植物銀耳的子實體。被人們譽為菌中之冠，既是名貴的營養滋補佳品，又是扶正強壯之補藥。歷代皇家貴族將銀耳看作是延年益壽之品、長生不老之良藥。

當進入秋冬季節之後氣候會變的特別乾燥，空氣中缺少水分，此時，人們覺得身體不適，會出現口鼻乾燥、咽乾口渴、乾咳少痰等症狀，這時可用銀耳等具有滋補功效的食物或中藥來進行防治，是很有效的。

中醫認為，銀耳味甘淡，性平，入肺、胃經，具有滋陰潤肺，養胃生津，強心健腦之功效，適用於虛勞乾咳，少痰或痰中帶血絲，口燥咽乾，神經衰弱，失眠多夢等症。銀耳的最大特點是滋潤而不膩滯，對陰虛火旺不受參茸等溫熱滋補的病人無疑是一種良好的補品。銀耳還含有其天然特殊的膠質，加上它具有的滋陰作用，長期食用可以潤澤肌膚，對於祛除臉上的蝴蝶斑、雀斑也有良好的效果。

銀耳的藥理有效成分是銀耳多醣：主要有酸性多醣、中性雜多醣、酸性低聚糖等組成。實驗研究表明，銀耳能夠延長動物壽命，能減少肌體內衰老物質——脂褐素的沉積。銀耳多醣有明顯抗氧化作用，並

具有增強人體細胞免疫和體液免疫的作用，還能對抗腫瘤患者因放療或化療而引起的免疫功能降低，抑制腫瘤細胞的生長。

可見，銀耳是一種延年益壽的保健佳品。

食材雙面刃：

人們在食用銀耳之前可用開水將其泡發，泡發後應去掉未發開的部分，特別是那些呈淡黃色的東西。另外，冰糖銀耳含糖量高，對於糖尿病患者來講在睡前不宜食用，以免使血黏度增高。銀耳能清肺熱，外感風寒者應忌用。食用變質銀耳會發生中毒反應，嚴重者會有生命危險。銀耳很容易受潮變質，所以最好把乾銀耳裝入密封罐保存，放置於陰涼乾燥處。

美味指南：

下面為你介紹幾個銀耳防燥的食療方法：

1. 銀耳百合粥

鮮百合 50 克，銀耳 10 克，粳米 100 克。先將百合洗淨切碎；銀耳用溫水發開後，洗淨切碎；粳米清洗乾淨；將三者一同放入鍋內煮成粥即可。本品具有潤肺養陰、健脾生津的作用。

2. 銀耳秋梨羹

銀耳 10 克，百合 10 克，秋梨 1 個，冰糖適量。先將秋梨洗淨去核切成小塊，加入水發銀耳、百合和適量的冰糖，放入鍋中蒸 1 小時後，吃梨喝湯。本品可適用於秋燥咳嗽、乾咳少痰者飲用。

3. 銀耳沙參湯

銀耳 10 克，百合 5 克，北沙參 5 克，冰糖適量。先將這三種藥煎 2 次，之後合併藥液，再服用前加入適量的冰糖即可。每日可分 3 次服用。本品具有滋陰潤肺，止咳化痰的功效。

附錄： 每100克乾銀耳中含蛋白質5克、脂肪0.6克、碳水化合物78.3克、鈣380毫克、磷250毫克、鐵30.4毫克、維生素 B1 0.002毫克、維生素 B2 0.14毫克、菸酸1.5毫克、核黃素0.14毫克、抗壞血酸4毫克。

10. 亦雅亦俗的茄子

經典這樣說：

（茄子）主充皮膚、益氣力、腳氣。

————《食經》

茄子是人們在日常餐桌上常吃的一種蔬菜，它不僅味道好、營養豐富，還可以降低膽固醇，是心血管患者的食療佳品，特別是對動脈硬化、高血壓、冠心病和壞血病患者非常有益處。經常吃茄子，還可有效預防高血壓引起的腦溢血和糖尿病引起的視網膜出血。

中醫認為，茄子性味甘、味苦寒，有散血瘀、消腫止痛、通風活絡和止血等多種功效。可有效治療內痔、大便出血、皮膚潰爛、風熱濕疹等病症。

營養學家研究發現，茄子中的皂素對降低膽固醇功效特別的明顯，它可使人體內的膽固醇含量降低到百分之十左右。不僅如此，茄子中還含有茄鹼，而茄鹼是癌症的剋星，可有效抑制癌症的發生，故癌症病人可長期食用茄子。

在茄子中，紫皮茄子中含有豐富的維生素 P，這是其他蔬菜所不能比擬的。維生素 P 能增強人體中的細胞黏合力，可軟化微血管壁，能增加毛血管的韌性和彈性。這樣大大提高了人體對疾病的抵抗能力，而且還保持了細胞和微血管壁之間的正常滲透性。茄子還含有大量的維生素 E，維生素 E 有抗衰老作用，常吃茄子，還可使血液中膽固醇濃度不斷增高，對延緩人體衰老具有積極的重要性。

茄子當中的鉀在人體中有著重要的意義，鉀能維持身體當中細胞的滲透壓，參與能量代謝過程，維持神經肌肉正常的興奮性，缺鉀則易引起腦血管破裂。除此之外，鉀還有平衡血壓、防治高血壓的作用。

另外，大家吃茄子的時候最好不要去掉外皮，因為茄子中含有多種營養成分及化合物，這些對我們的健康是很有益處的。

食材雙面刃：

茄子雖然營養豐富，能防病保健，但其性寒滑，故脾胃虛寒、腹瀉者不宜多食；秋後的老茄子含有較多茄鹼，對人體有害，也不宜多吃。此外，油炸茄子會造成維生素 P 大量損失，掛糊上漿後炸製能減少這種損失。茄子在燒製的過程中容易吸收大量的油，這樣會造成體內當中脂肪的攝取量增加，最好是將茄子放到鍋中，焯乾水分後再進行燒製。

美味指南：

1. 燒茄子

茄子 700 克，黃瓜、香菜、蒜瓣各 50 克，調味料適量。將茄子洗淨，放在火上燒熟時熄火，晾涼後去掉外皮，撕成條狀放在碗內。將香菜洗淨成段，黃瓜洗淨切片，兩者一同放入盛茄子塊的碗內；把蒜瓣拍碎，剁成蒜泥放在碗內，再用醋、精鹽及芝麻油兌成的蒜汁澆在茄子上，放芝麻醬，拌勻即可。本品具有降脂、止血的作用，對高血壓及心腦血管疾病患者有輔助治療作用。

2. 涼拌茄子

茄子 3 條，調味料適量。將茄子洗淨切成兩半，裝入盤內，放到蒸

籠蒸熟取出，瀝出湯水，用手撕散放入盤內；然後把醬油、精鹽、味精、白糖、蒜泥、芝麻油放入碗內後調成汁，淋在茄子上拌勻即可。具有清熱、消腫、止血的作用，高血壓患者常食有益。

3. 茄子炒肉絲

茄子 200 克，瘦肉 50 克，調味料適量。將豬肉切成肉絲；茄子洗淨去皮，切成條；油鍋置於火上，先煸蔥、薑，再將肉絲倒入鍋內，同炒片刻，出鍋待用；用油鍋煸茄子，加鹽，再把肉絲倒入鍋內同炒，加醬油、蒜、鹽、味精等入味即成。本品具有清熱解毒，散瘀止痛的作用。可用於胃癌、腸癌、高血壓、冠心病患者食用。

附錄： 每 100 克茄子含蛋白質 1.0 克，脂肪 0.1 克，碳水化合物 3.5 克，膳食纖維 1.9 克，維生素 A 30 微克，維生素 B1 0.03 毫克，維生素 B2 0.03 毫克，還含有微量元素猛、鋅、硒、維生素 E、維生素 P、水蘇鹼、葫蘆巴鹼、膽鹼、茄鹼等營養成分。

11. 玉米保健又抗癌

經典這樣說：

衣錦食鮮，非所以延年；服粗餐糲，聊可以卒歲。

——《玉笑零音》

現代人們的生活條件好了，很多人老是吃那些精糧、細菜、高蛋白，以致引起一些富貴病的發生。事實證明，多吃一些粗糧（指含植物纖維多的食物），對身體大有好處，尤其是到了夏季新鮮玉米上市的時候，人們常吃些新鮮玉米對健康是大有益處的。

玉米又叫包米、包穀、玉蜀黍。玉米原產於南美洲的墨西哥，祕魯一帶，距今已有七千多年的歷史，玉米晶瑩潤澤，故有「珍珠米」之稱。同時它還被稱為「長壽食品」。

玉米的營養價值非常高。它含有蛋白質、脂肪、膳食纖維、碳水化合物、β-胡蘿蔔素、核黃素、維生素及各種微量元素等。它具有補中益胃，除濕利尿的作用。據《本草推陳》中記載：「玉米為健胃劑，煎服亦有利尿之功。」玉米不僅對腸胃疾病具有療效，而且還有防癌抗癌、開胃、利膽、降血壓、降低血膽固醇、軟化血管、延遲細胞衰老等多種功效。

現代醫學研究認為，玉米含有脂肪、澱粉、鎂及多種維生素 B 群，其中所含有的鎂能夠舒張血管，維持心肌正常的功能，又能加強腸道蠕動，增加膽汁分泌，還可有效抑制癌細胞的形成，促進身體排除廢物的作用。

　　玉米中的維生素 E，還能防止不飽和脂肪酸的氧化，抑制癌細胞的發展；能增強身體抵抗力，維持細胞膜機能正常代謝，預防致癌物質侵襲，抑制致癌物質引起癌症，阻斷亞硝胺的合成，以及與維生素 C 的協調作用，因而對多種癌症都有一定的防治作用。另外，黃玉米中含有 β- 胡蘿蔔素，β- 胡蘿蔔素進入人體後可轉化為維生素，對預防肺癌、胃癌、腸癌、喉癌、皮膚癌也具有一定的作用。

　　此外，醫學研究發現，燒烤食物配玉米糠能減少致癌物質的吸收。玉米糠可以使烤肉、煎魚等食物在燒烤過程中形成的致癌物質降低到百分之九十二。這是因為，玉米糠與致癌物質牢牢的結合在一起的作用，而玉米糠基本上不會被人體吸收，並很快被人體排出體外，這樣在帶走很多的致癌物質的同時，也大大降低了致癌的危險性。

食材雙面刃：

　　嫩玉米煮熟後應立即食用，不要長久放置，因為鮮玉米極易被黃麴黴菌汙染而產生致癌物質。黴爛、變質的玉米中也多含有黃麴毒素，因此也不宜食用。新鮮玉米含有的生物活性物質與維生素比陳放的老玉米豐富。應注意的是：吃整支玉米時要細嚼慢嚥，要仔細啃吃貼著玉米的胚尖，因為胚尖裡的有益人體健康的物質最多。

美味指南：

1. 玉米絲瓜絡羹

玉米 100 克，橘核 10 克，絲瓜絡 50 克，雞蛋 1 個，糖、玉米粉各適量。先將玉米煮爛，橘核研成粉，雞蛋打開攪勻。把絲瓜絡水煎，去渣留液，加入玉米和橘核粉繼續煮。最後倒入打勻的雞

蛋，加糖，勾芡後即可起鍋食用。本品清素爽口，最適宜乳腺癌
患者食用。

2. 什錦玉米粥

玉米粉 200 克，紅棗 30 克，核桃仁 20 克，炒芝麻、炒花生米各
20 克，葡萄乾 15 克，白糖適量。先將葡萄乾、紅棗洗淨去核，加
入適量的清水煮沸；將玉米粉浸濕，慢慢用勺撒進熱水中，邊撒
邊攪動，煮成糊狀。將核桃仁、炒芝麻、炒花生米碾碎，下入粥
內，加入白糖調勻即可。本品具有補脾養血，健腦安神，降壓降
糖，防癌及強身益壽的作用。

附錄： 每 100 克玉米含葉酸 12 微克，是粳米的 3 倍；鉀 238 ～ 300 毫克，
是粳米的 2.45 ～ 3 倍；鎂 96 毫克，是粳米的 3 倍；並含有谷胱甘肽、
β- 胡蘿蔔素、葉黃素、玉米黃素、硒、維生素 E 等多種抗氧化劑。

12. 強身滋補吃糯米

經典這樣說：

（糯米）補脾胃、益肺氣之穀。脾胃得利，則中自溫，力便亦堅實；溫能養氣，氣順則身自多熱，脾肺虛寒者宜之。

——《本草經疏論》

糯米又叫江米，是經常食用的糧食之一。常被製成各種特色的地方小吃，像大家所熟悉的糯米糕、糯米粽子等，所以深受大家的歡迎。

中醫認為，糯米是一種溫和的滋補品，其性甘、味溫，入脾、腎、肺經，具有健脾益氣、止汗生津的作用。所以經常食用糯米對一些脾胃虛寒、食慾不振、腹脹、腹瀉者有一定治療作用。糯米還能夠補養人體正氣，吃了後會全身會感到發熱，達到禦寒、滋補的作用。此外，它還能夠緩解氣虛所導致的盜汗、尿頻、妊娠後腰腹墜脹、勞動損傷後氣短乏力等症狀。

營養學家認為，糯米是一種營養價值很高的穀類食品，它含有大量蛋白質、脂肪、碳水化合物外，還含豐富的鈣、磷、鐵、澱粉及維生素 B 群等。糯米中所含的鈣很高，具有強身健骨的作用。可將黑糯米浸泡後裝入布袋，用線紮緊，然後與豬骨等一起燉煮，熟後喝湯，再將袋中糯米取出，分數次煮粥吃，這種食用方法可有達到養胃生津的作用。

此外，糯米在工業當中還可以釀造成清香宜人、口味甘甜的美

酒。這種糯米酒是民間傳統發酵型米酒，是由糯米醣化後，酵母發酵製成的，酒精含量比較低，它富含十多種胺基酸，豐富的維生素和微量元素，滋補性較強，對人體較為有益，具有補血養顏、舒經活絡、散結消腫、解渴消暑、促進血液循環等多種功效。同時，這種酒還能刺激體內的消化腺分泌，增進食慾，有助消化的作用。

食材雙面刃：

糯米比較黏滯、不容易消化，因此那些患有胃炎、胃腸道患者及老人和兒童不宜多吃。另外，糯米具有收斂的作用，大量食用糯米之後可能會導致便祕，此時可以喝一些蘿蔔湯之類的湯品來化解一下。

對於糯米酒來說，雖然其酒精含量較低，但是此酒「後勁」十足，切不可貪杯。在糯米酒中打入一個蛋花或加入適量紅糖滋補效果更佳。此外，糯米酒不宜久存，在寒冷的冬季還要注意保暖，三～四天後也可食用；夏天在酒中加少許水煮沸，能夠延長其儲存時間。

美味指南：

1. 槐花糯米粥
鮮槐花 15 克，糯米 50 克。先將鮮槐花清洗乾淨，放入沸水鍋中略焯一下，撈出瀝乾水分待用；糯米清洗乾淨，放入鍋內，加入適量的清水，大火煮沸之後，再改用小火煮成稀粥；粥快熟時，再加入鮮槐花，用小火煮沸即可。本品可適用於脂肪肝患者食用。

2. 糯米百合粥
糯米、百合、蓮子各適量。先將糯米、百合、蓮子分別清洗乾淨，鍋內加適量清水燒開，然後再將三者一同放入鍋中，加入糯米、百合及蓮子。用大火煮開之後，再改用小火，慢慢熬煮至粥

熟即可。本品具有滋陰補血之功效。

附錄： 每 100 克糯米含蛋白質 6.7 克，脂肪 1.4 克，碳水化合物 76.3 克，
鈣 19 毫克，磷 155 毫克，鐵 6.7 毫克，此外尚含硫胺素、核黃
素、菸酸等。

13. 燕麥片是早餐的首選

（燕麥）味甘性平，具有補益脾腎，止虛汗，止血等功效。

——《本草綱目》

燕麥是一種低糖、高營養、高能量食品。它的主要成分為澱粉、蛋白質、脂肪、胺基酸、脂肪酸，還含有維生素 B1、維生素 B2 和少量的維生素 E、鈣、磷、鐵、核黃素以及穀類作用中獨有的皂素。在《時代》雜誌評出的十大健康食品中，燕麥名列第五位。燕麥經過細緻加工製成麥片，使其食用更加方便，口感也得到改善，成為深受歡迎的保健食品。

燕麥俗稱為油麥、玉麥，是大多數人喜食的一種食品。尤其對於那些忙碌的上班族來說，如果每天早餐能夠吃些燕麥粥，那麼即可補充體力又能帶來一天的活力。

現代醫學研究表明，燕麥中獨特的水溶性纖維 β- 葡聚糖會延長碳水化合物的消化時間，不僅能給身體提供能量，更能帶來充沛的精力，這樣在保證人體健康的同時還能提供持久能量，可謂是一舉數得。尤其是在氣溫較高的夏季，人體的新陳代謝特別的旺盛，大多數人在炎熱的夏天常常出現全身乏力、食慾不振、頭暈、心煩、昏昏欲睡等症狀，為了度過酷暑難耐的夏季，營養專家建議早餐應多吃營養豐富、清淡可口的食品，不要吃那些油膩及熱性的食物。如果早晨吃點燕麥配合蛋乳製品或蔬菜水果製成的早餐，能夠在提供人們持久能

量的同時，還能保持均衡的營養，這樣才能有助於我們的健康。

此外，燕麥還可有效降低人體中的膽固醇，長期食用燕麥，可對心腦血管患者具有一定的預防作用。燕麥中含有的鈣、磷、鐵、鋅等礦物質有預防骨質疏鬆、促進傷口癒合、防止貧血的功效，是補鈣的佳品。燕麥中的維生素 E、α- 亞麻酸、銅、鋅、鎂、硒等能清除體內剩餘的自由基，可有效抵抗衰老；燕麥內含有一種燕麥精，具有穀類的特有香味。燕麥麵湯也是產婦、嬰幼兒、慢性疾病患者、病後體弱者的食療佳品。

食材雙面刃：

燕麥對於大多數人都可食用。更適合於中老年人食用。每餐食用燕麥麵食品（或燕麥片）100 克能攝取膳食纖維 9 克，對控制餐後血糖急劇上升和預防糖尿病，非常有效果。但是吃燕麥一次不可吃得太多否則會造成胃痙攣或是脹氣，所以必須適量進食，這一點也是不容忽視的。

美味指南：

現在超市中琳琅滿目的燕麥片真是讓人眼花繚亂。那麼，如何選品質優良的燕麥食品，才能保證身體的健康呢？首先，最好選擇顆粒都差不多大的燕麥片，這樣溶解程度都會相同，不會在口感上造成不適。其次，不要選擇透明包裝的燕麥片，因為這樣的麥片容易受潮，且營養價值也會有大大的折扣，最好選擇鋁箔包裝的燕麥。

附錄： 每 100 克燕麥中含鈣 50 ～ 100 毫克；B 群維生素的含量居各種穀類

13. 燕麥片是早餐的首選

糧食之首，尤其富含維生素 B1，能夠彌補精米在加工中丟失的大量 B 群維生素。

14. 常吃芝麻能美容

經典這樣說：

（芝麻）傷中虛贏、補五臟、益氣力、長肌肉、填腦髓。

———《神農本草經》

自古以來，芝麻就被稱為長壽不老的高級食品。芝麻有黑、白兩種，食用以白芝麻為好，藥用以黑芝麻為良。中醫認為，芝麻具有補五臟，益氣力，強筋骨，填腦髓等作用，久服可輕身不老。現代醫學研究也已證實，芝麻是少有的蛋白質與脂肪含量極高的植物性食物，具有潤膚、烏髮、通便等多種保健功能，長期食用，可延緩衰老。

常吃芝麻，可使人的皮膚保持細膩、光滑富有彈性。有習慣性便祕的人，腸內滯留的毒素會傷害人的肝臟，也會造成皮膚的粗糙。而芝麻具有潤腸通便的作用。那些利用節食來減肥的人，由於本身攝取的營養不夠多，此時的皮膚就會變得乾燥、粗糙。而芝麻中含有防止人體發胖的物質蛋黃素、膽鹼、肌糖，因此大量食用芝麻既能滋潤皮膚也不會發胖。

此外，在日常生活中，人們愛乾淨會經常洗澡，但在洗掉皮膚上汗垢的同時，也會洗去人體表面的大量油脂。因洗去油脂而使皮膚變得較為乾燥的人，可多食用些芝麻，這樣就能使我們乾燥的肌膚看起來更為亮澤。

芝麻中的維生素 E 與維生素 B 在護膚中的作用更是不容忽視的。它能促進人體對維生素 A 的利用，可與維生素 C 達到協同作用，保護

皮膚的健康，能減少皮膚發生過敏或感染；對皮膚中的膠原纖維和彈力纖維有滋潤作用，從而改善了皮膚的彈性；能促進皮膚內的血液循環和新陳代謝，使皮膚得到充分的營養物質與水分，以維護皮膚的柔嫩與光澤。

食材雙面刃：

中醫認為芝麻是發物，故患有皮膚瘡毒、濕疹者，應忌食。因芝麻的脂肪含量很高，滑腸通便作用較強，所以，有精氣不固、脾氣虛弱的人，表現大便泄瀉者，則不宜食用；脾虛便溏的者要忌食芝麻，應另選用一些適合自己的美容食品。另外，由於芝麻仁外面包裹著一層硬膜，只有將它碾碎時才能使人體吸收到充足的營養，所以芝麻最好加工後再吃。

美味指南：

1. 芝麻葉可治療頭暈及中暑。口渴時，可採摘一大把鮮芝麻葉，用適量開水沖泡後，代茶飲，有清暑解渴之功效。
2. 關節炎疼痛的患者，可以用鮮芝麻葉 100 克，將其洗淨切碎，用水煎服即可。
3. 用於心血管疾病患者食用，可將將黑芝麻 10 克、柏子仁 10 克洗淨後，瀝乾，與 10 克核桃肉放在一起，搗爛如泥，加入適量的蜂蜜，加入沸水沖泡即可飲服。

附錄：每 100 克芝麻中含蛋白質 21.9 克，脂肪 61.7 克，鈣 564 毫克，磷 368 毫克，鐵 50 毫克，還含有芝麻素、花生酸、芝麻酚、油酸、棕櫚酸、硬脂酸、固醇、卵磷脂、維生素 A、B、D、E 等營養物質。

15. 一日吃三棗，終生不顯老

經典這樣說：

（紅棗）主心腹邪氣，安中養脾，助十二經……久服輕身延年。

——《神農本草經》

紅棗又名紅棗，是大家喜食的果品之一。棗與桃、李、梅、杏並稱為「五果」。紅棗在種植上已有千年的歷史，其最突出的特點是維生素含量相當的高，具有「天然維生素」的美譽。

紅棗不僅營養豐富，而且藥用價值也非常高。常吃紅棗能養血安神，健體強身，和顏益壽。民間也有「一日吃三棗，終生不顯老」的說法。中醫認為，紅棗味甘性平，無毒，能補中益氣、安中養脾、潤心肺、調營衛、生津液、悅顏色、平胃氣、通九竅、助十二經、解藥毒、和百藥之功效，久服還有輕身延年的作用。

紅棗自古以來都是益氣、養血、安神的營養保健佳品，對高血壓、心血管疾病、失眠、貧血等病人都大有裨益。此外，紅棗還含有大量的維生素 C、核黃素、硫胺素、β- 胡蘿蔔素、菸酸等多種維生素，具有較強的補養作用，能提高人體免疫功能，增強抗病能力。

現代醫學研究證實，經常食用鮮棗的人很少患膽結石。這是由於鮮棗中維生素 C 作用的結果，它會使體內多餘的膽固醇轉變為膽汁酸。膽固醇少了，結石形成的概率也就隨之減少了。

此外，紅棗中所含的鈣、鐵及維生素，對老年人更年期所導致的骨質疏鬆、女性貧血也有很好的食療功效。紅棗中含有的環腺苷酸是

人體能量代謝的必需物質，環腺苷酸有擴張血管的作用，它可有效改善心肌的營養狀況，達到增強心肌收縮力，有利於心臟的正常活動。環腺苷酸與維生素 C 相結合，能促進皮膚細胞代謝，防止色素沉澱，使皮膚白皙紅潤，具有良好的美顏養膚的作用。

食材雙面刃：

大家要注意的是，紅棗味甘能助濕壅氣，多食容易出現腹部脹滿，凡痰濁壅盛、腹部脹滿等病症，所以要慎食。紅棗生吃時，棗皮會滯留在腸道中不易被排出，因此吃棗時應吐棗皮。此外，腐爛的紅棗在微生物的作用下會產生果酸和甲醇，當人們吃了爛棗之後，可能會出現頭暈、視力障礙等中毒反應，重者可危及生命。

美味指南：

1. 紅棗冰糖飲

紅棗、花生各 30 克，冰糖適量。將紅棗、花生洗淨，然後在鍋內加入適量清水，將花生放入鍋內，小火煮至快熟時，再將紅棗、冰糖一起放入鍋內同煮片刻即可。睡前飲服，每日 1 劑，30 日為 1 個療程。適用於急、慢性肝炎、肝硬化等病症。

2. 紅棗人參粥

紅棗 10 枚，人參粉 3 克，粳米 200 克，冰糖適量。先將紅棗清洗乾淨，粳米清洗乾淨；鍋內放入適量清水；將三者一同放入鍋內，先用大火煮沸後，再改用小火煮至爛熟成粥，加入冰糖，攪勻即可。每日服 2 ～ 3 次。本品具有益氣補中，健脾養胃的功效。適用於食慾不佳，氣短乏力者。

附錄： 每 100 克乾棗中含有蛋白質 3.3 克，脂肪 0.4 克，碳水化合物 72.8 克，膳食纖維 3.1 克，鈣 61 毫克，磷 55 毫克，鐵 1.6 毫克，β- 胡蘿蔔素 0.01 毫克，並含鉀 245 毫克，鈉 6.4 毫克，鎂 13.8 毫克，氯 30 毫克。

16. 柑橘成了「抗癌水果」

經典這樣說：

（柑橘）止嘔下氣，利水道，去胸中瘕熱。

————《飲膳正要》

　　柑橘是大家喜歡吃的一種水果。柑橘中含有較多的糖類、維生素B1、菸酸、β-胡蘿蔔素和鈣、磷、鐵等礦物質。它具有生津止渴、醒酒利尿的作用。醫學研究證實，柑橘還有益氣、強心、助消化、降血壓的功效。對動脈硬化、冠心病患者，可提高肝臟的解毒功能，還可加速膽固醇轉化和防治心臟動脈粥硬化。對扁桃腺炎、膀胱炎、糖尿病和病毒性感冒也有很好的治療作用。

　　最新研究顯示，柑橘類水果的汁液中，特別是柳橙和橘子汁中的黃酮，能夠有效抵抗前列腺癌、肺癌以及黑色素瘤。該項是由美國農業部與 KGK 醫學聯合公司共同進行的研究，不久前在美國化學協會會議上公布。KGK 醫學聯合公司總裁蓋瑟瑞指出，有 22 種黃酮可以抑制前列腺、肺、結腸和皮膚黑色素瘤等癌細胞的生長。研究指出，橘子汁中所含的兩種黃酮對抑制前列腺癌細胞的成長最有效；這兩種黃酮的複合物還可以抑制黑色素瘤的成長。而橘子汁和橙汁中的另一種黃酮則可以抑制肺癌細胞的增生。研究中還顯示，綜合黃酮可以抑制結腸癌細胞的增生。

　　鮮柑橘汁中還存在一種抗癌性很強的神祕物質，被稱為「諾米林」。它能使致癌化學物質分解，大大降低了其毒性，可切斷病毒核

酸的長碳鏈，抑制和阻斷癌細胞的生長。研究還發現，「諾米林」能防止胃癌的形成，其機理在於它能使人體當中壽酶的活性提高二倍。柑橘當中所含的維生素 A、β- 胡蘿蔔素等，也能對進入體內的強致癌物——苯芘進行分解，對抗體內摒自由基對細胞膜的損害以防止細胞癌變。

另外，柑橘榨汁後留下的柑橘渣富含果膠，而果膠具有吸附鉛鐵的功能，被吸附的鐵等進而吸附砷、氟、磷以及硼等有害物質。因此，常食柑橘還有助於排除人體當種的廢物，可保護我們的健康。

食材雙面刃：

醫學專家告誡人們：橘子不宜多吃。這是由於橘子含有大量的 β- 胡蘿蔔素，如果一次吃得過量或攝取過多，會使血液中 β- 胡蘿蔔素濃度過高，會導致人體皮膚變黃，尤其是手掌和鼻腔周圍的皮膚變黃更加明顯。其解救方法為：多喝水，暫時不吃橘、柑之類的水果，限制攝取 β- 胡蘿蔔素含量豐富的食物，經過一個月左右，皮膚的顏色就會恢復正常。

美味指南：

生活中，很多人在吃柑橘時喜歡把柑橘上的橘絡去掉，但是營養學家認為，吃柑橘時最好連著這些部分一起食用，因為這樣可以攝取大量的食物纖維物質。而且這些物質還含有很多的具有抗癌作用的苦味成分，有助於預防癌症。如果把柑橘切開或剝皮後長時間沒有食用，維生素類成分很快就會喪失，因此最好在食用前再剝皮。另外，我們一定食用新鮮的未經加熱的柑橘。如果把柑橘切開或剝皮後長時間沒有食用，維生素類營養成分很快就會喪

失。所以，最好在食用前剝皮。

附錄： 每 100 克柑橘中含蛋白質 0.9 克，脂肪 0.1 克，碳水化合物 12.8 克，
熱量 56 千卡，膳食纖維 0.4 克，鈣 56 毫克，磷 15 毫克，鐵 0.2 毫
克，胡蘿蔔素 0.55 毫克，鉀 199 毫克，鈉 1.4 毫克，鎂 13.9 毫克。

17. 桃子好吃易上火

（桃子）補血活血，生津滌熱，令人肥健，好顏色。

————《隨息居飲食譜》

夏季是桃子上市的旺季，桃子由於口感好、品種多、價格便宜，深受大家的喜愛。幾乎每家都以桃子作為日常的水果，油桃、楊桃、水蜜桃散發著誘人的清香。桃子不僅營養豐富，而且它還具有藥用價值。中醫認為，桃子味甘性溫，具有生津、潤腸、活血、養肝的作用。

現代醫學研究認為，桃子是一種營養價值很高的水果，含有大量的蛋白質、維生素 A、維生素 B、鈣、鐵、磷等多種微量元素。經常吃桃子可以強身健體，延年益壽。桃子中含鐵量較高，在水果中幾乎占居首位，吃桃子還可預防貧血。桃子中富含果膠，經常食用可防治便祕。

據實驗研究表明，桃子具有活血化瘀作用，婦女經期時宜可食用。少女在月經初潮後一段時間，往往月經尚未正常來潮，這時不妨多吃些桃子或桃脯，對過食生冷食物所引起痛經更為有效。桃子當中鉀的含量比較高，可適宜於有水腫的病人服用利尿劑時作為輔助補鉀食物。

此外，桃子還有護膚美容的功效。民間祕方有用桃花煮水洗臉、沐浴、飲用。也有將桃子壓榨桃汁之後加洗米水洗臉，以潤澤

肌膚之說。

雖然有「杏害人，桃養人」的說法，但吃桃多了會上火，所以吃的時候也要適可而止。這樣才能達到吃桃養人的目的。

食材雙面刃：

桃子雖然富含多種的營養，但食用也應注意這幾方面：未成熟的桃子、腐爛的桃子不要吃；對於內火旺盛、易生瘡癤的人，胃腸消化功能不好及老人、小孩不可多吃；桃子含糖量比較高，患有糖尿病的患者應慎食。另外，由於桃仁含有精油和大量的脂肪油，瀉多補少，不要多吃，桃仁吃多了，可以導致中毒的發生，所以吃桃仁也要適量。吃桃子前一定要將桃清洗乾淨，以免桃毛刺入皮膚，引起皮疹或吸入呼吸道，引起咳嗽、咽喉刺癢等症。

美味指南：

1. 大補氣血桃皮糖
桃子 2000 克，白糖 500 克。先將桃子洗淨去核，切塊與白糖混合後，晒去水分即成。本品可適用於體虛、氣血不足等。每日食用。

2. 蜂蜜桃汁飲
蜂蜜 20 克，鮮桃 1 個。先將鮮桃去皮，去核後壓成汁，再加入蜂蜜和適量溫開水即成。每日 1 ～ 2 次，每次 100 毫升。可治療急性胃炎。

3. 養血潤燥果醬
桃子 5 個，松子仁、核桃仁、黑芝麻各 100 克，白糖適量。先將桃子洗淨後去皮核，把果肉倒入鍋中，將適量的白糖及清水，放入鍋內共煮沸，再用文火煎煮至糊狀，放入洗淨的松子仁、核桃

仁、黑芝麻末再煮沸 10 分鐘左右，待溫即可食用。本品具有養血
潤燥通便之功效。

附錄： 每 100 克桃子含蛋白質 0.6 克、脂肪 0.1 克、碳水化合物 8.8 克、膳
食纖維 0.5 克、鈣 12 毫克、鐵 0.5 毫克、磷 20 毫克、鉀 144 毫克、
鈉 1 毫克、維生素 E 0.7 毫克、菸酸 0.7 毫克、β- 胡蘿蔔素 0.06 毫
克，還有多種精油和有機酸。

18. 百益果王木瓜

經典這樣說：

木瓜性脆，可蜜漬之為果，去子蒸爛搗泥，入蜜薑作煎，冬月飲尤佳。

———《本草綱目》

木瓜屬熱帶鮮果，其果肉厚實、香氣濃郁、甜爽可口、營養豐富，而且還有特殊的香氣。木瓜可以生吃也可熟食，所以深受大家的喜愛。木瓜不僅含有豐富的維生素 C，並且還具備一些抗氧化物質，有抗癌的效果。其氣味甘美，容易消化，幾乎所有人都能吃。

木瓜的作用很多，主要包括助消化、促進胰液的產生以傷口癒合、通便等。中醫認為，木瓜性溫味酸，有平肝和胃，舒筋活絡，能降血壓的功效。現代醫學證明，木瓜的果實含有青木瓜鹼、木瓜蛋白酶、凝乳酶、β- 胡蘿蔔素等；並富含十七種以上胺基酸及多種營養元素；還含有木瓜蛋白酶等，素有「百益果王」的美稱。

木瓜既可鮮吃、榨汁，又可做美味佳餚。木瓜當中所含的蛋白質、維生素及礦物質能及時補充人體中各種營養成分的需要，可消除體內過氧化物等毒素，淨化血液，對肝功能障礙及高血脂、高血壓症具有很好的治療效果。木瓜還含有大量的 β- 胡蘿蔔素，這種抗氧化物質能使果肉成為橘黃色，並減少環境汙染造成的損害。

木瓜中還含有木瓜酶，這種酶能迅速分解蛋白質中的酶，因此有助於消化，對胃炎，結腸炎、結腸紅腫、長期便祕等均有顯著的

療效。木瓜中特有的木瓜酵素還可幫助消化，具有分解壞死細胞的能力，可預防消化系統的癌變。木瓜中含有一種特殊的成分是蛋白酶，它對肉類有極強的軟化作用，因此可將肉類與木瓜一起燉煮，這樣我們就可以吃到細嫩的肉了，不但口感、滋味好，而且還有解油膩的作用。

此外，經醫學研究還發現，木瓜也是美化肌膚的祕方；木瓜汁非常適合油性皮膚的朋友作為洗臉液使用，它的控油效果還是滿不錯的，大家不妨來試一試。

食材雙面刃：

木瓜以無斑點、果蒂部分無腐爛的為佳。色澤要黃，有彈性，不可出水。生吃以半熟程度的木瓜最合適。蛋白酶在未成熟的青木瓜中含量最高，大約是成熟之後紅木瓜的兩倍。因此，大家在買木瓜時最好選擇青木瓜，而不是那種成熟後的紅木瓜。需要注意的是，木瓜中所含的青木瓜鹼，對人體有毒，故每次食量不宜過多。孕婦及過敏體質者不可食用。

美味指南：

1. 滋潤養顏除皺
熟木瓜 600 克，新鮮牛奶 3 杯，蓮子肉 25 克，紅棗 2 枚，冰糖適量。先將新鮮熟木瓜去皮核，然後再切成粒狀，備用；蓮子肉、紅棗分別用清水洗淨；蓮子去心，保留紅棕色蓮子衣；紅棗去核備用；將木瓜、蓮子肉、紅棗放入燉盅中，加入新鮮牛奶和適量冰糖，隔水燉至蓮子肉熟，即可食用。本品老少皆宜。

2. 治脫髮

木瓜 18 克，菟絲子 60 克，當歸 30 克，川芎 24 克，杭菊 30 克，天麻 24 克，羌活 24 克，熟地 60 克。將上述食物一起碾成細末，煉蜜為丸，每丸 9 克。飯後服用。本方用於治療受驚落髮，也就是人們俗稱的「鬼剃頭」。

附錄： 每 100 克木瓜中含蛋白質 21.6 克，脂肪 9.3 克，纖維 6.4 克，鈣 240.5 毫克，鐵 2.2 毫克，鋅 1.4 毫克，維生素 C 263.6 毫克。

19. 香蕉能使人快樂

經典這樣說：

快樂的微笑是保持生命健康的唯一藥石，它的價值有千百萬，但卻不要花一分錢。

———奈思比特

香蕉，別名甘蕉，有「果中皇后」之稱。香蕉氣味清香，其果肉甘甜滑潤，是人們所喜愛的水果。香蕉脂肪含量很低，也是一種營養價值很高的食物。香蕉中還含有豐富的蛋白質、脂肪、糖、膳食纖維以及磷、鈣、鐵等礦物質，維生素 A 及 5- 羥色胺及二羥基苯乙胺等物質，與身體健康有著密切的關係。

中醫認為香蕉具有止渴潤肺、通脈解毒的作用。因此，香蕉對許多疾病都有很好的治療作用。常食香蕉可以降低血壓，還可以治療動脈粥狀硬化及冠心病，特別對小兒高血壓有較好的療效。

醫學研究發現，由於香蕉內含有一種物質，能促進人腦產生 5- 羥色胺，它類似化學「信使」，能把信號傳送到大腦的神經末梢，多食香蕉可使我們變得心情舒暢、愉快開朗。憂鬱症患者多吃香蕉，還能改善憂鬱症狀。

此外，香蕉皮也是治療皮膚病的良藥。香蕉皮中含有一種有效成分——蕉皮素，它能抑制真菌和細菌。可治療真菌或細菌感染所引起的皮膚搔癢等症。選擇新鮮的香蕉皮，在皮膚搔癢處反覆摩擦，或用香蕉煎水洗澡，連續數日，即可見效。另外，新鮮香蕉一般都帶有澀

味，我們可以把香蕉買回來後再放置二～三天，等表皮略呈斑點再食用，這樣香蕉的味道會更香甜。

食材雙面刃：

香蕉性味甘、寒，凡脾胃虛寒、腹瀉胃酸等患者，則應少吃或不吃為好，以免加重病情，不利於身體康復。香蕉含鉀量很高，患有急慢性腎炎、腎功能不全者，都不適合多吃，建議這些病人如果每天吃香蕉應以半根香蕉為限。關節炎或肌肉疼痛患者，不宜多吃香蕉。因為香蕉可使局部血液循環減慢，代謝物堆積，又由於其含糖量高，食用後可加重體內維生素 B 消耗，從而使關節、肌肉疼痛加劇。此外，香蕉含糖量比較高，糖尿病患者也要注意適當食用。

美味指南：

1. 香蕉綠茶糖水

香蕉 2 個，綠茶、冰糖各適量。先將香蕉去皮，切片；將綠茶放入鍋內，加入適量的清水，煮沸，去浮沫；放入適量的冰糖，繼續煲至冰糖溶化；再放入香蕉片，煮沸即可。本品具有清熱解毒，降壓降脂的作用。適用於動脈硬化、冠心病、口腔癌等症。身體虛弱、大便溏瀉者不宜飲用。

2. 香蕉陳皮粥

香蕉 8 個，陳皮 2 片，冰糖適量。先將香蕉去皮切塊；將陳皮用溫水浸泡掉白皮，再用清水洗淨，切成絲，放入砂鍋內，加入適量的清水，用大火煮至水開，放入香蕉塊再煮沸，改用小火煮 15 分鐘，加入冰糖適量，煮至冰糖溶化時即成。本品具有潤腸通便，潤肺止咳的功效。適用於大便燥結、便硬難排等症。

附錄： 每 100 克香蕉含蛋白質 1.2 克，脂肪 0.6 克，碳水化合物 19.5 克，
膳食纖維 0.9 毫克，鈣 9 毫克，磷 9 毫克，鐵 0.6 毫克，β- 胡蘿蔔素
0.25 毫克，維生素 B 10.02 毫克，維生素 B 20.05 毫克，菸酸 0.7 毫
克，微量維生素 C。

20. 鵝血，癌症患者的福音

經典這樣說：

蒼鵝血，治噎膈反胃。噎膈反胃，即食道癌、胃癌也。

———《本草求真》

鵝全身都是寶。鵝毛可以做高級的羽絨衣，鵝膽可以防止動脈硬化，鵝血可以抗癌，鵝肝的需求量也很大。歐洲國家流行一句話「窮人吃雞，富人吃鵝」。

在這裡，我們要說的是鵝血的藥用價值。鵝血的藥用價值具有悠久的歷史，一直以來深受歷代醫家的重視。古時用以解沙虱，射工毒。近代醫學根據這個經驗，將鵝血應用於食道癌的治療，也有較好的療效，但有人提出質疑，這樣有沒有科學依據呢？

為此，很多科學家做了深入的研究發現，鵝血含有血紅素、鐵、維生素 K 等，還含有多量免疫球蛋白，對艾氏腹水癌有效率可達百分之四十，能增強身體免疫功能、升高白血球，促進吞噬功能。另外，鵝血中還含有一種免疫抗原物質，這種物質透過激發人體抗癌免疫因子而發揮抗癌的作用。某些醫療機構的研究表明，鵝血中含有某種抗癌因數，能增強人體的體液免疫而產生抗體。用鵝血製劑治療胃癌、食道癌、賁門癌、肺癌等也取得顯著的療效。

民間就有以生食鵝血治療肺、胃、淋巴等惡性腫瘤的驗方。鵝血對升高病人白細胞、改善症狀及延長生存期有一定的效果。為證實鵝血的防癌抗癌作用，曾有醫科大學腫瘤研究所選用鵝血，對純

系小白鼠肝癌腹水細胞、纖維肉瘤等移植實體癌還進行了抑制腫瘤實驗研究。

此外，英國人把鵝當成長壽家禽，送鵝祝壽已成為了他們的習慣。願頑強抗爭的鵝，給腫瘤患者帶來充滿活力的歡樂。

食材雙面刃：

根據民間傳統經驗，鵝血為發物，凡患有頑固性皮膚疾患，淋巴結核，癰腫疔毒等病人應忌食鵝血。此外，濕熱內蘊，舌苔黃厚而膩者也應忌食鵝血。

美味指南：

1・鵝血韭菜汁

新鮮鵝血 100 毫升，韭菜汁 100 毫升。將剛宰殺的新鮮鵝血和韭菜汁攪在一起；或者用熱水沖服；或加黃酒沖服。每日一劑，連續服用 3 個月為一個療程。可用於治療胃癌、食道癌、肺癌、乳腺癌、肝癌等惡性腫瘤。服食期間忌辛辣、公雞、豬頭肉等。

2・鵝血山藥

鵝肉 50 克，鵝血 100 毫升，山藥 30 克、沙參 15 克、玉竹 15 克。把山藥、沙參、玉竹分別洗淨，加入適量的清水和洗淨切塊的鵝肉一同煮至肉熟後，過濾取湯液；再把鵝血倒入煮沸的湯中，稍煮片刻，加佐料調味即成。本品有健脾養胃，滋陰補血的功效。適用於食道癌、胃癌、放化療後口乾喜飲、乏力氣短、納少者食用。

21. 生津養胃吃鴨肉

經典這樣說：

（鴨肉）滋五臟三陰，清虛勞之熱，補血解水，養胃生津。

————《日用本草》

隨著現代生活水準的提高，面對那些大魚大肉，人們早已感覺有些膩了。但是一點肉不吃對身體也不利於身體的健康。此時，最好的選擇，不妨吃點肥美鮮嫩的鴨肉。鴨肉不但能製成多種風味的佳餚，而且還有防病治病的作用。

中醫認為，鴨肉味甘、性微寒，具有清肺止咳、滋陰補血、養胃生津、利水消腫的功效。可適用於陰虛體弱、水腫、慢性腎炎、營養不良及小便不利等病症。《本經逢源》曰：「（鴨肉）溫中補虛，扶陽利水，是其本性。男子陽氣不振者食之最宜，患水腫用之最妥。」

現代醫學研究表明，鴨肉含有豐富的蛋白質、脂肪、碳水化合物、磷、鈣、鐵、菸鹼酸菸酸等多種營養成分。鴨肉中的脂肪含量相對偏低，並較均勻分布於全身各組織中。所含的脂肪酸主要是不飽和脂肪酸和低碳飽和脂肪酸，易於被人體消化。

鴨肉蛋白質主要是肌漿蛋白和肌凝蛋白；還有一部分是間質蛋白，其中含有溶於水的膠原蛋白和彈性蛋白，此外還含有少量的明膠，其餘為非蛋白氮。肉食含氮浸出物越多，肉的味道就越鮮美。鴨肉中還含有菸酸，菸酸作為人體當中輔酶的重要成分，在細胞呼吸中起也著重要的作用。它與碳水化合物、脂肪和蛋白質能量的釋放有關，還參

與蛋白質、脂肪酸和去氧核糖核酸的合成。對心肌梗塞等心臟病人具有很好的保護作用。

此外，鴨肉還具有消暑滋陰、健脾化濕、補益虛損的功效。特別適合夏秋兩季食用，既能補充人體過度消耗的營養，又可消除暑熱給體內帶來的不良影響。鴨肉對於虛弱、低熱、食少、大便乾燥和水腫者最為有益。但因著涼引起的不思飲食、腹部疼痛、腹瀉、腰痛、痛經等症狀的人，不可食用鴨肉，以免加重病情。

總之，鴨肉的營養價值非常高，如果經常吃些鴨肉，你也許會收到意想不到的效果。

食材雙面刃：

不過鴨肉不宜多食過量，因為牠是多脂肪的食物，多脂肪食物不但是冠狀動脈粥狀硬化的主要原因，還與大腸癌、乳腺癌的發病有關。對於感冒患者來說更不宜食用鴨肉，這是因為鴨肉容易使感冒症狀更加嚴重。同時患有慢性腸炎者也要慎用，因鴨肉味甘鹹，滑利下趨，加之富含大量的油脂，食用後可使腸炎泄瀉者的病情加重。

美味指南：

1. 鴨肉粥

鴨肉 100 克，糯米 100 克，生薑、豆豉各 10 克，鴨油適量。先將鴨肉洗淨後切成塊，取生薑、蔥白切成末；糯米洗淨備用；鍋內加入適量水燒開，放入糯米、豆豉、鴨肉塊、蔥薑末、鴨油，再加入食鹽，文火煮成粥後，加入調味料即可。本品具有補虛養陰，利尿消腫的功效。適用於虛熱咳嗽，水腫，慢性腎炎等症。

2. 鴨汁粥

白米 50 克，無鹽鴨湯適量。先將白米清洗乾淨，鍋內加入適量清水燒開，放入白米，待粥煮成七八成時，放入鴨汁調勻，之後再略煮成粥時即可食用。本品可適用於因肺腎不足，氣化不利而引起的水腫病等患者食用。

附錄： 每 100 克鴨肉中除水分外，含蛋白質 16.5 克，脂肪 7.5 克，碳水化合物 0.1 克，灰分 0.9 克，鈣 11 毫克 磷 1.45 毫克，鐵 4.1 毫克，硫胺素 0.07 毫克，核黃素 0.1，毫克，菸酸 4.7 毫克。

22. 吃豬腳會使你更美麗

經典這樣說：

（豬腳）填腎精而健腰腳，滋胃液以滑皮膚，長肌肉可越漏瘍，助血脈能充乳汁，較肉尤補。

——《隨息居飲食譜》

豬腳又叫豬蹄，牠含有豐富的膠原蛋白質，脂肪含量也比肥肉低，並且不含膽固醇。近年來，很多專家在對老年人衰老原因的研究中發現，人體中膠原蛋白質缺乏，是人衰老的一個重要因素。豬腳能防治皮膚乾癟起皺、增強皮膚彈性和韌性，對延緩衰老和促進兒童生長發育都具有特殊的意義。為此，人們把豬腳稱為「美容食品」。

豬腳能美容，古人對此早有認識。他們常常把豬腳作為滋補養顏的佳品。張仲景的著作《傷寒雜病論》就記載了豬腳有「和血脈」、「潤肌膚」的作用。

研究表明，膠原蛋白在人體皮膚中具有非常重要的作用，它能滋養肌膚、保濕皮膚。但是，人到了二十五歲之後，人體內的膠原蛋白流失的速度就會開始加快，供給不及耗損，再加上紫外線照射以及體內的氧化作用，都可能破壞膠原蛋白的結構，讓它失去原有的彈力，這就是皺紋和臉部皮膚鬆弛提早出現的主要原因。

而豬腳中的膠原蛋白對維持細胞的可塑性非常有利。膠原蛋白質在烹調過程中可轉化成明膠，而明膠具有網狀空間結構，它能結合許多水，增強細胞生理代謝，有效改善身體生理功能和皮膚組織細胞的

儲水功能，使細胞得以滋潤，保持濕潤狀態，防止皮膚提早皺褶，可延緩皮膚的衰老過程，使皮膚看上去更加滋潤飽滿、平整光滑。

另外，豬腳肉中的豬腳筋特別的難嚼，咀嚼時需要費很大的力氣。這樣，在吃豬腳筋的過程中可促使臉部肌肉得到鍛鍊，活化肌肉纖維，臉部也就顯得更加飽滿。一些美容專家透過長時間的觀察結果證明，那些經常吃豬腳的人，能使臉部長得勻稱豐滿，防止了上寬下窄「猴腮臉」的發生。很多中老年女性隨著年齡的成長，臉部肌肉和咀嚼肌日漸萎縮，如果能經常吃些豬腳，對保持面容健美也是很有作用的。

食材雙面刃：

應該注意的是，由於豬腳裡所含的油脂較多，動脈硬化及高血壓患者少食為宜；痰盛阻滯、食滯者也應慎食。豬腳當中可食的主要部分為豬皮，其中含脂肪約為百分之二十，與豬肉的水準相當，少吃一些並無大礙，如果大量食用則會導致熱量超標。每次吃一隻豬腳即可滿足人體需要。

美味指南：

1. 滷豬腳
豬腳 450 克，花生 38 克，香料 1 包，調味料適量。先將豬腳洗淨後切塊，用沸水燙過取出。再將豬腳、花生、香料一同放入鍋中大火煮 15 分鐘；待煮好後把豬腳放入碗中，加入海山醬及香菜即可。

2. 蔥燉豬腳
蔥 50 克，豬腳 400 克，精鹽適量。先將豬腳去毛洗淨，用刀劃

口；蔥洗淨切段與豬腳一同放入鍋中，加適量清水，在放入少許精鹽，先用大火煮沸，然後再改用小火燉，待熟爛後即可。本品可補血消腫之功效。

3. 木瓜豬腳湯

豬腳、青木瓜、黃豆各適量。先將青木瓜去皮、籽，切塊；黃豆用清水泡透。鍋中放入豬腳和適量的水煮沸，放入黃豆煮至八分熟，再放入青木瓜煮爛，加鹽調味即可。本方具有理氣通乳的功效，適用於產後乳汁稀少者。

附錄： 每 100 克豬腳肉中，含蛋白質 22.6 克，脂肪 20 克。此外，豬腳中還含有鐵、鋅等礦物質。

23.「蝦」補更健康

經典這樣說：

凡蝦之大者蒸曝去殼，食以薑醋，饌品所珍。

———《本草綱目》

蝦是人們喜愛的水產品，牠味道鮮美，營養豐富。蝦有淡水蝦和海水蝦之分。我們常見的青蝦、河蝦、草蝦、小龍蝦等都是淡水蝦；明蝦、基圍蝦、琵琶蝦、龍蝦等都是海水蝦。蝦的肉質肥嫩鮮美，食之既無魚腥味，又沒有魚刺，老幼皆宜，備受人們的青睞。

蝦的補益和藥用作用也很高。中醫認為，蝦味甘、鹹，性溫，有壯陽益腎、補精、通乳之功效。凡屬於久病體虛、氣短乏力、不思飲食的病人，都可將其作為滋補食品。人們常食蝦，具有強身壯體的作用。

現代醫學研究表明，蝦中含的牛磺酸能夠降低人體血壓和膽固醇，所以在預防代謝症候群方面有一定療效。蝦中含有豐富的微量元素鋅，可改善人因缺鋅所引起的味覺障礙、生長障礙、皮膚不適以及精子畸形等病症，而且蝦的肉質和魚一樣鬆軟，容易被人體消化，對身體虛弱以及病後需要調養的人也是非常好的食物。

蝦中所含的鎂對心臟活動具有重要的調節作用，能很好的保護心血管系統，能夠降低血液中膽固醇含量，防止動脈硬化，同時還能擴張冠狀動脈，有利於預防高血壓及心肌梗塞。蝦中還含有豐富的磷和鈣，這對兒童及孕婦補益效果更佳。蝦皮中的鈣，還含有一種被稱為

甲殼質的動物性纖維，這是多醣的一種，不能被人體消化吸收，經過化學處理後將其溶解在水中可製成殼聚糖健康食品。

此外，蝦皮也是一種健康食品，具有鎮靜作用，可用來治療神經衰弱、自律神經失調等。尤其值得一提的是，老年人常食蝦皮，可預防自身因缺鈣所致的骨質疏鬆症；老年人的飯菜裡放一些蝦皮，對提高食慾和增強體質大有益處。

食材雙面刃：

腐敗變質的蝦最好不要食用。色發紅、身軟的蝦不新鮮，盡量不要食用。蝦背上的泥腸應挑去不吃。蝦為發物，染有宿疾者也不宜食用。對少數老年人來說，尤其是一些過敏性疾病患者，如過敏性鼻炎、支氣管炎、反覆發作性過敏性皮膚炎等患者都不宜食蝦。另外，食用海蝦時，最好不要飲用大量啤酒，否則會產生過多的尿酸，從而引發痛風。

美味指南：

1. 清炒蝦仁
蝦仁、豌豆、米酒等各適量。將蝦仁洗淨，與蛋清、食鹽、團粉、米酒拌勻。將豌豆洗淨，放在開水中煮開。待鍋中水煮沸後調至微火，將蝦仁放入，用水滑開，然後再調至大火煮開，撈出。另起鍋置火上，放入少許油燒熱，放入蝦仁、豌豆略燒一會，再加入鹽、味精即可。

2. 米酒炒大蝦
對蝦 300 克，米酒適量，生薑少許。先將對蝦清理乾淨，放入米酒中浸泡 15 分鐘後取出，加油、生薑猛火炒熟，調味即中。本品

主治腎氣不足和陽痿等病症。

3. 韭菜炒蝦肉

鮮蝦 250 克，韭菜 100 克，生薑 4 片。將鮮蝦洗淨去腸去殼，鍋置於旺火上，先爆香薑片，放入鮮蝦炒熟。韭菜炒好，與鮮蝦一起裝盤即可食用。

附錄： 每 100 克青蝦肉含蛋白質 16.4 克，脂肪 1.3 克，碳水化合物 0.1 克，灰分 1.2 克，鈣 99 毫克，磷 205 毫克，鐵 1.3 毫克，維生素 A 260 國際單位，硫胺素 0.01 毫克，核黃素 0.07 毫克，菸酸 1.9 毫克。

24. 秋高時節吃螃蟹

經典這樣說：

蟹腳中髓、殼中黃，能續斷絕筋骨，取碎之微熬，納瘡中筋即連也。

——《本草拾遺》

每年的秋天都是吃螃蟹的最好季節，這時蟹的肉質非常鮮美，營養價值也非常高。很多人看見蟹就嘴饞，但專家提醒人們吃蟹也要得當，如果吃得不當，就會容易出現中毒現象。

螃蟹雖然味道鮮美，但並不是每個部位都能吃，螃蟹的雙鰓之間有一個六角形的白色東西，其實就是蟹的胃，極為寒涼，因此脾胃虛寒者不宜食用，否則會出現風疹、胃抽筋、腹瀉和腹痛等症狀。

此外，人們盡量不要吃死蟹，螃蟹在弱酸條件下，蟹體內的組氧酸會分解產生大量的組織胺。組織胺是一種有毒的物質，隨著螃蟹在螃蟹體內累積的組織胺就會越來越多，毒性就會越來越大，即使螃蟹煮熟了，這種毒素也不容易被破壞。因此，人們千萬不要吃死蟹，否則極易發生過敏性中毒現象。

除了這些小細節外，吃蟹還有很多禁忌。首先，一定不要吃半生不熟的螃蟹。曾有人吃過未煮熟的蟹，引致肺吸蟲入侵身體，造成腸穿肺爛，後果可想而知。最好將螃蟹徹底煮熟了才能吃，最少蒸煮二十分鐘以上。其次，吃蟹時和吃蟹後一小時內忌飲茶水。因為開水會沖淡胃酸，茶水會使蟹的某些成分凝固，不利於消化吸收。另外，

還要注意的是，螃蟹不可與柿子同食。因為柿子中的鞣酸等成分會使螃蟹中的肉蛋白凝固，凝固的物質長時間停留在腸道內，會發酵腐敗，引起嘔吐、腹痛、腹瀉等反應。

由於螃蟹含有大量的蛋白質和較高膽固醇，對於心血管疾病的患者應禁食或少食。螃蟹含膽固醇較高（每 100 克蟹肉中含膽固醇 235 毫克，每 100 克蟹黃中含膽固醇 460 毫克），冠心病、動脈硬化症、高血壓、高血脂症的患者，食用含膽固醇過高的食物，不但會導致膽固醇的增高，而且還會加重心血管疾病的發生，因而這些人應少吃或不吃螃蟹。

食材雙面刃：

人們在選購螃蟹時要注意，新鮮的活蟹貝殼是青黑色，具有光澤，腹部潔白，臍部且很飽滿。買時也可將螃蟹翻轉身，如果牠能迅速彈轉翻回表示活力旺盛；在吃蟹前，可把螃蟹放入淡鹽水中浸泡一下，使其吐出汙水和雜質，再煮之前先洗刷乾淨。此外，不要吃剩蟹。因為蟹肉容易腐敗變質，最好是將螃蟹隨蒸隨吃，如果吃不完應倒掉不要留至下一頓食用。

美味指南：

1. 黃酒蒸螃蟹
螃蟹 250 克，黃酒 250 毫升。將螃蟹清理乾淨後切成塊，然後放入碗中，加入適量的黃酒，入鍋蒸熟即可。趁熱食蟹肉，飲酒，分 2 次食用。本品可用於治療產後停經，產婦缺乳等病症。
2. 蔥頭炒螃蟹
螃蟹 500 克，蔥頭及調味料適量。將螃蟹宰殺後清理乾淨，切成

塊；蔥頭去老皮切塊。油鍋燒至六成熟時加入蔥頭塊，翻炒後，把蔥頭撈出，將油過濾；鍋內留少許油，放入薑絲、蒜泥、炸過的蔥頭爆炒，待香味出時，下入蟹塊炒勻，依次燴米酒、加湯、食鹽、白糖、醬油等，略燒至鍋內水分將乾時，加入豬油、香油、胡椒等炒勻，用玉米粉勾芡即可。本品有滋陰清熱、活血化瘀之功效。適用於陰虛體質又易生瘡的患者治療，老年人骨質疏鬆者亦可常食。

附錄： 每 100 克蟹肉中含有蛋白質 14 克、脂肪 5.9 克、碳水化合物 7 克、鈣 129 毫克、磷 145 毫克、鐵 13 毫克、核黃素 0.71 毫克、維生素 A 5960 國際單位。

25. 美味魷魚放心吃

經典這樣說：

美食無使饜，饜則不能受。

——《偶書》

魷魚作為一種海鮮美食，不僅味道鮮美、口味適中，而且牠的營養也比較豐富，深受大家的喜愛。像飯店中的爆魷魚卷、鐵板燒魷魚、花卷魷魚、麻辣魷魚等，甚至在街頭的燒烤攤上，烤魷魚也是非常受人們歡迎的。

魷魚雖然好吃，但很多人認為，魷魚中含有大量的膽固醇，其含量比豬肉中的膽固醇含量高出很多。基於這一點，人們擔心食用魷魚後血液中膽固醇值會增高，所以不敢食用。

現代醫學研究已發現，魷魚中雖然膽固醇含量很高，但魷魚中同時也含有一種叫牛磺酸的物質，而牛磺酸物質具有抑制膽固醇在血液中蓄積的作用。只要體內攝取的食物當中牛磺酸與膽固醇的比值在二以上，血液中的膽固醇就不會升高。而魷魚中所含的牛磺酸含量較高，其比值為二點二，要高於正常比值。因此，人們在食用魷魚時，膽固醇只是正常被人體所利用，而不會在血液中積蓄。而且魷魚中所含的牛黃酸能夠有效緩解身體疲勞，恢復人的視力，改善肝臟功能。

此外，魷魚的營養價值也很高。其中蛋白質含量達百分之十六～百分之二十，脂肪含量極低，還不到百分之一，因此熱量也比較低。對於怕胖的人來說，吃魷魚是一種最好的選擇。魷魚中還含有

豐富的鈣、磷、鐵等元素，對骨骼發育和造血十分有益，能夠有效預防貧血。魷魚中所含的多肽和硒等微量元素還具有抗病毒、抗射線的作用。

食材雙面刃：

魷魚雖然是美味，但並不是人人都適合吃魷魚的，也並不是吃得越多越好。魷魚性寒涼，脾胃虛寒的人應盡量少吃。此外，魷魚是發物，患有濕疹、蕁麻疹等疾病的人也應忌食。還有一點需要大家記住的是：魷魚必須煮熟透後才能食用，因為鮮魷魚中有一種多肽成分，如果沒有煮透就食用，這種成分則會導致胃腸運動功能的失調。

美味指南：

1. 魷魚豬腳湯

豬腳 800 克，魷魚乾 50 克，香菇及調味料適量。先將豬腳清理乾淨，剁成塊，然後放入熱鍋內略炒幾下；將魷魚乾用溫水泡發，洗淨後切成小塊；香菇用溫水泡發，去蒂。鍋內放入適量清水燒至沸滾，放入豬腳、魷魚乾，待水沸滾後再改用小火同時加入香菇，煲至豬腳熟軟，加入鹽、蔥花調味即可。趁熱食肉喝湯。本品具有補氣養血、滋陰養胃之功效。

2. 五花肉炒魷魚

魷魚乾 50 克，五花肉 500 克，調味料適量。將乾魷魚泡發後切成細絲；五花肉洗淨後切成絲；蔥洗淨切段。鍋中放油燒熱，下入魷魚炒香後，再倒入五花肉乾炒；再放入蔥拌炒，調入醬油、酒、糖調味，放入蔥、蒜炒勻即可。本品有開胃健脾、養血之功效。用於治療女性月經失調、經血過多等病症

附錄： 每 100 克魷魚的膽固醇含量高達 615 毫克，是肥肉膽固醇含量的 40 倍、全脂奶的 44 倍、烏賊科的 3.4 倍、白帶魚的 11 倍、雞胸肉的 7.7 倍、豬瘦肉的 7 倍、羊瘦肉的 6.15 倍、牛瘦肉的 6.75 倍。

26. 營養美味選白帶魚

經典這樣說：

（白帶魚）味甘性溫，補五臟，去風殺蟲。

———《本草從新》

白帶魚又稱刀魚、裙帶魚，因白帶魚身體扁長形似白帶子而得名。白帶魚分布很廣。白帶魚其肉肥嫩、味美，營養豐富，鮮食、製罐、製魚鬆或成乾品均受群眾歡迎。白帶魚富含優質蛋白質、不飽和脂肪酸，還含有人體必需的礦物質元素鈣、磷、鐵、碘及多種維生素。

中醫認為，白帶魚性味甘溫，具有滋補強壯、和中開胃、暖胃補虛，潤澤肌膚之功效。對身體虛弱、產後乳汁不足和外傷出血等症均有一定的補益作用。

生活中，很多人認為白帶魚體表的銀鱗有股難聞的腥味，初步加工時都要將銀鱗去除乾淨。其實所謂的銀鱗並不是鱗，而是一層由特殊的脂肪形成的表皮，稱為「銀脂」。現代醫學研究表明，白帶魚磷含有較多的卵磷脂，卵磷脂被人體吸收後首先分解出膽鹼。有些記憶力衰退的老人，由於血液中的膽鹼含量大為下降，這時循環到腦血管中的膽鹼也就有所減少了，故常吃白帶魚可增強記憶力，並能夠預防老年人腦血管疾病。卵磷脂還可以控制腦細胞的死亡，具有使大腦「返老還童」的作用，對老年人大有益處。白帶魚中豐富的鎂元素可以對心血管系統有很好的保護作用，有利於預防心肌梗塞及高血壓等心

血管疾病。

醫學研究發現，卵磷脂還含有一種抗癌成 β- 硫鳥嘌呤，能有效治療急性白血病及其他癌症。如果將白帶魚表皮鱗粉敷於外傷出血處，還具有止血作用。

綜上所述，白帶魚的確是個寶貝。白帶魚的銀鱗很怕熱，在七十五度的水中便會熔化，因此清洗白帶魚時水溫不可過高，也不要對魚體表面進行過度的刮拭，以防銀脂流失。烹調白帶魚時最好採用清蒸、水煮、熬燉的技法，吃時連湯汁一起食用。如需煎炸，最好塗滿油炸粉，但切記不要清炸白帶魚，否則會損失大量的銀脂。

食材雙面刃：

白帶魚屬於發物，凡患有疥瘡、濕疹等皮膚病或皮膚過敏者忌食；紅斑狼瘡、癰癤療毒和淋巴結核、支氣管哮喘者亦忌食。白帶魚嘌呤含量較高，對痛風病人而言，特別是在急性發作期還是不吃為好。不論哪種白帶魚，選購時以體寬厚，眼亮，體潔白有亮點呈粉色薄膜為優；如果體色發黃，無光澤，有黏液，肉質發紅，腮黑，破肚者為劣質魚，不宜食用。另外，魚肉中的蛋白質含量豐富，如果魚肉燒焦了，高分子蛋白質就會裂變成低分子的胺基酸，並可形成致突變的化學物質。

美味指南：

1. 青豆白帶魚
白帶魚 500 克，香菇、竹筍、青豆、胡蘿蔔等各 20 克，調味料適量。先將香菇、胡蘿蔔洗淨切丁；白帶魚洗淨去腸，去魚骨，切成

兩片，魚肉切花刀，加入米酒、鹽拌勻，蘸上麵粉，入油鍋炸至
肉酥，裝盤。鍋中放油燒熱，放入香菇丁、竹筍丁、胡蘿蔔丁和
青豆炒熟，加鮮湯和蔥、薑、米酒、味精、醬油煮沸，再加入白
糖、醋，用澱粉勾芡，淋上麻油，澆在魚上即可。本品具有養肝
明目，美容減肥的作用。

2. 紅燒白帶魚

白帶魚 400 克，蔥 1 根，蒜 6 瓣，調味料適量。先將白帶魚洗淨
切段；竹筍洗淨切片；蔥、蒜切片；鍋內放入少許油燒至七分熟，
將白帶魚放入鍋中炸至兩面微黃，再加入蔥、薑、蒜、醬油等，
改用中火將白帶魚煎 15 分鐘，撈出即可。本品有補益肝腎，強筋
壯骨的作用。

附錄： 每 100 克白帶魚可食部分約含蛋白質 16.3～18.1 克，脂肪 3.8～7.4
克，鈣 11～24 毫克，磷 160～201 毫克，還含有多種維生素。

27. 抗癌美味咖哩

經典這樣說：

養生當論食補，治病當論藥攻。

———《儒門事親》

　　咖哩是由多種香料組成的一個不固定的綜合體，最多時可用二十多種香料來成就一道菜，比如豆蔻、丁香、茴香、肉桂、各種胡椒、辣椒、薄荷、芥末等，以及用來上色的薑黃粉，甚至還有菠菜泥等，這些香料均擁有其獨特的味道和香氣，有的芳香、有的辛辣，混合到一起，不管是搭配肉類、海鮮或是蔬菜，均有不同的口味。在不同的地域，咖哩也有著自己的不同風格。

　　在日常生活中，咖哩牛肉、咖哩雞丁等都是人們餐桌上常見的美味佳餚。咖哩粉的主要組成物質是薑黃根粉，薑黃根粉是從鬱金植物的根莖部分經乾燥後製成的。此外，它還含有豐富的維生素 A、β- 胡蘿蔔素、核黃素、酚、萜等多種抗癌物質。其中的活性成分薑黃素是一種 β- 二酮多酚類化合物，具有抗突變、抗氧化、抗促癌等作用。

　　當薑黃素物質進入人體後，經過腸吸收後能夠轉化為四氫薑黃素，這是一種很強抗氧化物質。薑黃素還叫抑制逆轉錄酶活性，或透過其強有力的非類固醇抗炎特性以抑制致癌作用。另外，咖哩粉中香氣成分萜和 β- 胡蘿蔔素、植物成分酚作為抗癌成分，也有效發揮著抗癌作用。

　　國外一些研究者也發現，咖哩粉還能夠預防腸癌的發生。咖哩

之所以能夠預防腸癌發生是因為它可以抑制一種與炎症有關的酶
—— COX-2 的產生。這種酶在發生炎症和癌症時都會增加。研究者對
這個 COX-2 抑制物表現得很樂觀，他們認為咖哩的天然產物 P54，不
但有預防結腸癌的作用，還可以作為治療結腸癌的物質。另外，有血
液研究所研究人員發現，薑黃素能夠抑制 CA46 伯基特淋巴瘤細胞株
的增殖，並會誘導其凋亡。

咖哩除有防癌抗癌作用外，也能防止血管及腦細胞的衰老，對胃
潰瘍、肝臟病、糖尿病、高血壓、動脈硬化、心絞痛、腦血栓等疾病
也有預防作用。咖哩中的去甲氧基薑黃素對於老人斑、雀斑的黑色素
的生成也有很好的效果。

食材雙面刃：

咖哩和薑黃性屬燥熱，火氣大、容易使人感到口乾舌燥、身體發
熱和便祕、尿黃者最好要慎用，而薑黃有興奮子宮的作用。因此，對
於有習慣性流產的婦女懷孕時也應禁食。

美味指南：

1. 咖哩牛肉

熟牛肉 500 克，蔥頭 50 克，水發木耳 25 克，青豆、咖哩粉各適
量。將牛肉洗淨後切成小塊，蔥頭去皮切成丁；油鍋置旺火上燒
熱，下入蔥頭、咖哩粉煸炒出香味，再放入牛肉、木耳、米酒、
鹽、白糖、鮮湯，用慢火煮至入味，加入青豆、味精，用水澱粉
勾芡，淋上熟油即可。本品湯汁醇厚，香辣爽口。

2. 咖哩雞丁

雞肉，馬鈴薯，鹽、米酒、澱粉、咖哩等適量。將雞肉洗淨切為

丁，加入食鹽、米酒、澱粉醃漬 30 分鐘，下入油鍋內爆至斷生為止；馬鈴薯去皮，洗淨後切丁，再鹽水中浸泡片刻，再在沸水中焯至酥軟起油鍋，將雞丁、馬鈴薯丁放入鍋內翻炒，然後加入適量的清水，水沸後下入咖哩，充分攪拌使咖哩全部化開，再用小火，慢慢煮 5 分鐘，待湯汁濃稠，撒上香菜即可。

附錄： 《美國臨床營養學雜誌》刊登的研究論文證實，咖哩可以幫助降低餐後胰島素反應，還能促進能量代謝，使人消耗更多的熱量，促進脂肪氧化，有預防肥胖的功效。

28. 治病養顏選美酒

經典這樣說：

　　酒（葡萄酒），天之美祿也。面曲之酒，少飲則和血行氣，壯神禦寒，消愁遣興。

───《本草綱目》

　　葡萄酒是一種最古老的飲品，雖然沒有明確的文獻記載，但是有種種跡象表明人類早在七千年前就開始釀製葡萄酒了，葡萄酒的歷史幾乎是和人類文化史一同開始的。葡萄鮮亮如珠的果實及其甘甜美酒，而在唐代詩人王瀚〈涼州詞〉中那千古名句「葡萄美酒夜光杯」，更是體現了對葡萄酒的熱情讚美。

　　葡萄酒是由葡萄發酵釀製而所的，是一種酒精含量在百分之八～百分之二十，它的味道甘甜醇美，營養豐富，如果是經過數年的陳熟之後的葡萄酒，更會呈現出圓潤豐厚的質感。葡萄酒最先盛行於法國，在歐美和世界各地流行。如今，它已經成為人民餐桌上及婚慶典上不可缺少的酒品。

　　據說在全世界，葡萄酒至少十幾萬個品種。在這個日益標準化的年代，葡萄酒可能是唯一還堅持著個性的一種產品，體現的是人類對完美主義的高度崇敬。葡萄酒種類繁多、各具獨特風格，而且味道隨著時間的推移不斷變化，直到我們喝的前一分鐘，也許口味還會發生微妙的改變。如何選擇葡萄酒，是由我們的消費目的和喜好決定的，一旦選定，應細細口味它的香氣、口味、顏色及典型性，欣賞它的

不同風格。

葡萄酒一種能防治多種疾病的高雅飲料。現代醫學研究表明，紅葡萄酒有一定的抗癌作用。這是因為紅葡萄酒紅葡萄酒中的白藜蘆醇具有較強的抗腫瘤作用。白藜蘆醇屬非黃酮類多酚化合物，作為天然的腫瘤化學預防劑，對腫瘤的起始、促進、發展三個階段均有抑制製作用。實驗研究發現，白藜蘆醇對小白鼠肝細胞癌、人肝母細胞瘤、乳腺癌、前列腺癌、口腔鱗癌、白血病、黑色素瘤、卵巢癌等多種腫瘤細胞，均有顯著的功效。

不僅如此，如今人們還發現了葡萄酒的一種新用途，那就是葡萄酒洗浴。在大木桶或是浴缸裡倒入葡萄酒，然後把整個身體浸泡在裡面，浸泡一會後，用雙手輕輕按摩全身，直到搓得身體微微發熱，這時，你就會發覺到渾身有一種輕鬆舒服的感覺。

食材雙面刃：

人們在飲用葡萄酒時經常會加入一些可樂、雪碧等飲料。其實，這些飲用方法並不符合邏輯。一方面破壞了葡萄酒原有的純正果香，另一方面也因大量糖分和氣體的加入影響了葡萄酒的營養及其功效。加冰塊飲用也是不正確的，因為加冰之後葡萄酒被稀釋，不太適合胃酸過多和患潰瘍病的消費者飲用。

美味指南：

食物搭配得好，不但有利於人體吸收其營養成分，使營養價值成倍增加，而且還可以防病健身。穀物、蔬菜與葡萄酒三者適當搭配具有很好的抗癌作用。美國癌症研究所的一項大規模調查發

現，喜歡吃穀類雜糧，新鮮蔬菜，並適量飲用紅葡萄酒的人，其發生腸癌的概率較普通人低百分之五十。因為紅葡萄酒中含有阿司匹林的成分，故有助於降低患癌的概率。

附錄： 葡萄酒的飲用要適量，男性 1 日在 2 杯（200 毫升）以下，女性在 1
杯以下，這樣可以達到防病抗癌的作用。

29. 起司比牛奶更適合我們

經典這樣說：

起司酥蜜，常宜溫而食之，此大利益老年。

————《千金翼方》

　　起司也叫乾酪、乳酪，它是以牛奶為原料，是經過發酵、凝固、加熱等過程製成的。但是起司幾乎集中了牛奶所有的精華於一身，它的營養和濃度要比牛奶高，近似固體食物。每公斤起司製品都是由十公斤的牛奶濃縮而成，它含有豐富的蛋白質、鈣、脂肪、磷和維生素等營養成分，是純天然的營養食品。

　　人們一直認為，起司是由游牧民族發明的。他們起先將鮮牛奶存放在牛皮囊中，但是沒幾天後將在囊中的牛奶就會發酵變酸。後來發現，變酸的牛奶在涼爽濕潤的氣候下經過數日，就會結成塊狀，變成了起司，而且味道極為鮮美。於是這種保存牛奶的方法得以流傳，也就形成了現在的起司。

　　如今，起司的種類越來越豐富，市場上的起司主要是以片狀為主，如全脂、低脂起司等就是選用優質新鮮牛奶，是定點加工生產而成的。這些起司製品特別適合早晨匆忙的學生、上班族等人士食用，兩片麵包夾上一片起司，就是一份營養簡單的早餐了。

　　《美國營養學會》研究表明，起司是所有乳製品中含鈣量最高，含乳糖量最低的，被稱為乳品中的黃金。起司中所含的鈣更容易被人體吸收，其吸收率是海藻、魚類的二倍。因此，常吃起司能促進骨骼生

長，提高骨骼的品質，降低骨質疏鬆的危險。尤其對於缺乏運動的白領女性、孕婦、中老年人及兒童來說，起司是最好的補鈣食品之一。

　　有些人患有乳糖不耐受症，一喝牛奶就會出現脹肚，腹瀉的症狀。這是因為胃裡缺乏乳酸酶，無法消化牛奶，而起司是透過凝乳酶把牛奶中的營養，原原本本的凝結、發酵。其中的營養成分能較長時間停留於腸胃當中，更重要的是，和液態牛奶相比，這些牛奶精華經發酵、分解後變得極易消化吸收。

　　此外，起司還富含維生素 A，它能增進人體抵抗疾病的能力，保護眼睛並保持肌膚健美。起司中的 B 族維生素含量也十分豐富，能夠有效增進人體的新陳代謝、增強人的活力、淨化人的肌膚。顯然，與牛奶相比，起司更適合我們的體質。

食材雙面刃：

　　很多人擔心多吃起司會使人體發胖。法國食品專家認為，只要不過量食用起司是不會使人發胖的，反而它還能減肥。專家解釋說，起司既能幫助燃燒分解人體內的脂肪，把脂肪迅速轉化為人體必需的活動能源，且又能提供足夠營養維持較長時間的飽足感，對減肥具有明顯的作用。

美味指南：

　　起司的吃法多種多樣，可做西餐配料，也可單獨作為主菜食用，或夾在麵包、餅乾、漢堡裡一同食用，或者與沙拉、麵條一起拌食。而起司最經典吃法就是配上紅酒直接食用。紅白兩種食物相配可以引發酒的醇香和起司的乳香，直至酒乳相融，讓人盡享迷

醉的感覺。此外，在我們吃火鍋時可以在鍋內放點起司，待它融
化成濃稠的湯時，再來涮肉類和麵包乾，這樣吃起來味道更是鮮
濃無比。

附錄： 每100克的起司，有蛋白質27.5，脂肪23.5克，碳水化合物3.5克，
維生素 A 152 微克，膽固醇 11 毫克，脂肪 23.5 克，鈣 799 毫克，
錳 0.16 毫克，磷 326 毫克，鎂 57 毫克，鋅 6.97 毫克。

30. 巧克力給你帶來好心情

經典這樣說：

> 一種美好的心情，比十副良藥更能解除生理上的疲憊和痛楚。
>
> ———馬克思

如今在各種商品種類極大豐富的時代，雖說能為節日所選用的禮物種類繁多，但是巧克力仍是歷久不衰象徵著甜蜜愛情的禮物。然而，對於健康意識不斷增強的人們來講，很想從科學的角度了解巧克力是否對我們的健康有益。事實證明，食用巧克力對人體健康是有利的。

巧克力被認為是一種令人輕鬆愉快的食品，儘管它含有高脂肪和高糖。可是，巧克力具有特殊的功效，它的那種獨特味道、質感和氣味共同作用刺激了人腦的快樂中樞，從而會使人感到心情愉悅。

當人在生活中遇到不順心的事或受到某種精神刺激時，往往會出現情緒低落，悲觀厭世等情緒，此時還會伴有食慾不振、失眠早醒，繼而會出現頭暈、頭痛、四肢軟弱無力等多種症狀。據研究，憂鬱時之所以出現上述症狀，是由於大腦皮層受到抑制、身體中一種類似激素的物質苯乙胺的含量驟然下降的緣故。苯乙胺在身體中雖含量很少，但對於保持正常的情緒非常重要的。

而巧克力之所以讓人感到心情愉快，是因為巧克力中也含有豐富的苯乙胺，苯乙胺停留在腦神經鍵中會對人的情緒產生積極的影響。它能促使大腦釋放內啡肽，進而使人產生一種愉快感。因此在我們情

緒憂鬱、煩悶時，不妨有意識的吃些巧克力，這樣就可補充身體中苯乙胺暫時不足。要是能在每天吃一塊巧克力，能使你擁有一天的好心情，從而達到改善不良情緒的作用。

此外，吃巧克力對體虛或淡漠者會產生類似運動的作用，對過度興奮者又有甯神鎮靜的作用。最近有證據還表明，巧克力跟其他植物性食品一樣，也含有抗氧化劑，能夠預防某些慢性疾病。看來，巧克力對我們的幫助還真的不少。除了巧克力之外，在我們心情不好時還可吃些香蕉、布丁等甜食，它們也會使我們開心快樂的。

食材雙面刃：

巧克力是甜食，無論是大人還是小孩子都很喜歡吃。但需要提醒的是兒童要少吃巧克力。因為它是一種高熱量食品，其中蛋白質含量偏低，但脂肪含量偏高，營養成分的比例不符合兒童生長發育的需要。在飯前過量吃巧克力還會產生飽腹感，會影響食慾，但飯後很快又感到肚子餓，這會使正常的生活規律和進餐習慣被打亂，又會影響兒童的身體健康。另外，由於巧克力含脂肪多，不含能刺激胃腸正常蠕動的纖維素，既而又會影響兒童胃腸道的消化吸收功能。此外，多吃巧克力還會使兒童發生蛀牙，並使腸道氣體增多而導致腹痛。

美味指南：

巧克力蘸牛奶是我們的傳統吃法，傳統的巧克力蘸牛奶的吃法雖然有很多的營養，但是這種吃法卻過於甜膩。從美食的角度看，這種吃法不能將巧克力的美味全部體現出來。而現在美食界又出現了一種新的吃法。營養學家們認為，更加美味的吃法是在食用

食忌 101

必懂的日常飲食密碼，補品跟毒藥只有一口的距離

巧克力之前先喝上一小口香檳，讓香檳的酸味中和巧克力的甜
味，這樣食用起來將會達到更加美妙的效果。

附錄： 因為巧克力含糖較多，肥胖者還是少吃為妙；一般人每天的食用量不
要超過 100 克。

31. 巧克力防心血管疾病

預防勝過治療。

————伊拉斯莫斯

近來年來，很多科學家們對巧克力成分進行了具體的研究，焦點主要集中在巧克力中的黃酮類物質、植物化學物質和巧克力中的脂肪對心血管系統的潛在益處上。

這種黃酮類物質主要存在於食物和飲料中，例如：巧克力、蔬菜、水果、紅酒和茶。營養學家分析，巧克力中的黃酮類物質具有抗氧化作用，能夠延長體內其他重要抗氧化劑，如維生素 E、維生素 C 的作用時間，巧克力還可降低血小板活性，從而可防止血液凝結，因此常吃巧克力對那些患有心血管疾病的患者具有積極的預防作用。

巧克力中除了黃酮類物質和植物化學物質具有預防心血管疾病的作用外，其中所含的可可脂的成分也是非常重要的，也可以達到預防心血管疾病的作用。

此外，巧克力還可保護我們的牙齒，這是因為可可豆中的單寧可以減少牙菌斑的形成，並有助於預防齲齒。如巧克力可哥牛油中所含的蛋白質、鈣、磷等多種物質，這些物質都對牙齒的琺瑯質就有很多的好處。另外，巧克力的糖分比其他食品中的糖分在口中溶化的速度較快，從而減少了它和牙齒接觸的時間。所以食用巧克力對形成蛀牙的影響要比食用其他糖類食品相對少得多。

可見，巧克力對人體還是有很多的益處的，尤其是對心血管系統有一定防治作用，所以它也可成為人們健康膳食的一部分。

食材雙面刃：

在現實生活中，很多人對吃巧克力持懷疑態度，認為吃巧克力會使人發胖，會患糖尿病和齲齒等，其實這是一種誤解。巧克力中的脂肪含量雖然比較高，但巧克力中所含的可可脂，是不飽和脂肪酸，是不會使人發胖的。很多實驗表明，可可脂並不會增加血液中膽固醇的含量。這主要是因為巧克力所含的飽和脂肪酸中含有大量的硬脂酸和軟脂酸。硬脂酸對膽固醇具有中性作用（不升高亦不降低），而軟脂酸可以輕度降低膽固醇濃度，所以巧克力中的飽和脂肪酸對血液中膽固醇水準沒有影響。而單不飽和脂肪酸中的油酸可以降低體內膽固醇濃度。此外，單不飽和脂肪酸中的油酸和 α- 亞麻酸還具有抗氧化作用。

美味指南：

對於喜歡運動的人來說，在運動前十五分鐘補充適量的巧克力。因為，這樣可有助於運動中的能量供給和幫助運動後的修復。在我們出外遊玩時，千萬別忘了帶上幾塊巧克力，在遊玩的過程中，由於體內碳水化合物過度消耗，如果這時吃上幾塊巧克力，就可以補充體內所需的碳水化合物了。

附錄：每 200 克巧克力中所含鈣質高於 200 克牛奶的含量。如果你需要補鈣的話，可以在食譜中加一點鮮牛奶巧克力。此外，每 40 克牛奶巧克力中抗氧化劑的含量相當於一杯葡萄酒的含量，而抗氧化劑能夠幫助身體抵抗一些常見疾病。

32. 把菜炒香的祕密

經典這樣說：

凡人飲食，蓋有三化：一曰火化，烹煮熟爛；二曰口化，細嚼慢嚥；三曰胃化，蒸變傳運。二化得力，不勞於胃。

————《隨息居飲食譜》

生活中有很多人也許都會炒菜，但是要想炒出一道色、香、味俱全的美味佳餚可不是一件那麼容易的事情。如何才能炒出一道美味可口的菜呢？下面向大家推薦幾個要領：

首先，人們在把蔬菜買回家之後不要急著整理。很多人總是有這樣的習慣，就是把蔬菜買回來以後就進行整理。有的人把蔬菜剝了一層又一層，只留下一個菜心；然而，整理以後蔬菜當中的營養成分最容易丟失，菜的品質也會下降。因此，不打算立刻炒的蔬菜最好不要急於整理。

其次，蔬菜盡量不要先切後洗。對於許多蔬菜，人們總是習慣於切完之後再清洗。其實，這樣是不符合邏輯的做法。這種切後再洗的做法加速了蔬菜中營養素的氧化和可溶物質的流失，使蔬菜的營養價值大大降低。正確的做法應該是：先把蔬菜的葉子擇下來洗乾淨後，再用刀切成片、絲或塊，而且還要切的均勻，然後立即放入鍋內，這樣才能使蔬菜在短時間內均勻炒熟。像花椰菜這類蔬菜，在洗淨後，只要用手將其掰開即可，盡量不要用刀切，因為用刀切後容易把花椰菜切碎。

再次，炒菜時一定要用旺火快炒，這樣可避免蔬菜中營養素的損失。炒菜時先將鍋燒熱後再放入油，但不要燒的太熱了，以免傷害身體。最好將油燒熱到五六成熱即可下入菜煸炒。這樣才不能破壞蔬菜中的營養成分。

最後，在菜炒完快出鍋時再放入精鹽和味精。因為有些蔬菜內含有水分較多，如果此時放入精鹽，菜本身的水分會向外滲透，會影響蔬菜的鮮香口感；味精也不宜過早放，因為當味精受熱一百二十度以上時，味精中的麩胺酸鈉就會變成焦化麩胺酸鈉，不但失去鮮味，而且還有一定的毒性。

食材雙面刃：

人們在炒菜時常用的炒鍋有鐵鍋、鋁鍋、砂鍋、不鏽鋼鍋等。其中，鋁鍋對人體危害最大，當鋁攝取過量之後會在人體內累積過多，可危及人體神經系統，加速人腦組織老化，從而會引起智力下降、記憶力衰退和老年痴呆等症。砂鍋的瓷釉中含有鉛，故新買的砂鍋最好先用百分之四食醋水浸泡煮沸，然後再進行使用。另外，不銹鋼鍋不要用強鹼性或強氧化性的化學藥劑，如用蘇打、漂白粉、次氯酸鈉等洗滌不銹鋼鍋，以免產生腐蝕。

美味指南：

1. 排骨燉豆角
新鮮豆角 200 克，排骨 300 克，玉米、薑、蒜、大料、鹽等各少許。先將豆角擇絲，洗淨；玉米切成段，然後從中間切開，排骨剁開洗淨；鍋置於火上，放油燒熱；放入蔥、薑等略炒一下；然後放

入排骨繼續炒，炒時加入適量清水及玉米、鹽等，水燒開後再放入豆角，待熟後出鍋加入味精即可食用。

2. 香菇燜雞塊

新鮮雞塊 1000 克，乾香菇 100 克，豆瓣 25 克，調味料適量。先將香菇用溫水浸泡半小時以上，泡開後洗淨備用；將雞塊洗淨；鍋燒熱放油，然後再將洗淨的雞塊放入鍋中爆炒，待雞塊變色時再加入米酒、豆瓣等，燒至水乾入味時，放入適量清水；等到雞塊燜至七成熟時，再放入香菇燜燒 10 分鐘，起鍋後放入調味料即可食用。

33. 黑木耳熟食更科學

經典這樣說：

（木耳）補血氣、止血活血。有滋潤、強壯、通便的功能。

————《本草綱目》

　　木耳有黑木耳和白木耳之分，我們平時所說的木耳通常是指黑木耳。黑木耳為木耳科植物木耳。中醫認為，黑木耳性平、味甘，為益氣強壯養生食品。現代醫學研究表明，黑木耳含有人體所需的八種胺基酸，是一種優質的蛋白質食品。除了有部分碳水化合物外，其鈣、鐵含量也比較豐富。脂類中還含有卵磷脂和腦磷脂，對人的大腦與神經組織有很好的營養作用，還可以增強身體抗病能力。

　　據了解，黑木耳還含有較多膠質，有較強的吸附力，具有清胃滌腸的功效，它能排出人體內的膽固醇與有害物質。對於高血壓、高血脂症、肥胖者以及冶煉工、礦工、理髮師、清潔工人有良好的作用。黑木耳當中所含的多醣蛋白及其提取物，可以提高巨噬細胞活性，增強吞噬細胞的功能，對防治肝癌、食道癌、子宮癌等也有一定效果。

　　另據報導，木耳中的卵磷脂是抗衰老的有效成分。《新英格蘭醫學雜誌》曾經這樣報導過：他們推測食用木耳可使動脈粥狀硬化發病率明顯的降低，也可以說明木耳享有「長壽補品」之稱的緣故。專家解釋說，黑木耳中有一種抗凝血作用的物質，可防止血液凝固，有助於減少動脈硬化症，經常食用可預防腦溢血、腦中風、心肌梗塞等致命性疾病的發生。

　　儘管黑木耳有種種好處，但有些人卻不知如何正確食用黑木耳。一些人認為，熟食黑木耳會破壞其營養成分。其實，這種說法是不符合邏輯的。現代醫學研究已表明，黑木耳中的主要有效成分為黑木耳多醣，在熱水中的溶解度較高，因此黑木耳煮熟後更有利於黑木耳多醣的吸收利用。

　　有關對黑木耳防治心腦血管疾病的臨床研究中，木耳的服用方法大多採用煎湯後濃縮服用，而且其臨床研究結果都已證實，這種服用方法在降低血脂、血液黏稠度以及改善患者症狀等方面具有較明顯的效果。需要注意的是，未經煮熟的黑木耳不容易消化。所以說，黑木耳在食用時還應以熟食為宜，特別是消化功能相對減弱的老年朋友更要當心。

食材雙面刃：

　　人們認為，通常情況下吃東西以新鮮為好，但新鮮的黑木耳則不宜食用。這主要是因為，新鮮的黑木耳中含有一種紫質類光感物質，食用後身體被太陽照射的暴露部位會引起日光性皮炎，出現搔癢、疼痛、水腫，甚至發生感染，嚴重者因喉頭水腫還可發生呼吸困難。此外，黑木耳具有抗血小板聚集和抗凝血的作用，患有血小板減少等有出血性傾向疾病者，應少食或不食黑木耳，否則，會加重出血傾向。黑木耳還有一定的滑腸作用，故脾虛消化不良或便稀者應忌食，對本品及相類似真菌過敏者也應慎食。

美味指南：

　　現在，向大家推薦幾種木耳防病的小處方：

1. 黑木耳 3 克，用清水泡發後，在飯鍋裡蒸 1～2 小時，加入適量的冰糖，睡前一次服。可有效治療高血壓、血管硬化、眼底出血等症。

2. 金針菜 30 克，木耳 15 克，用水煎煮至一碗水，沖服血餘炭 6 克。可治療大便帶血或便血水。

3. 黑木耳 30 克，紅棗 30 個，水煎後連渣飲服，每日 1 次。可治療缺鐵性貧血。

4. 木耳 30 克，用陳醋浸泡，可分 6 次口服，每天 3 次。可防治手足抽筋。

附錄： 每 100 克黑木耳乾品含蛋白質 12.1 克，脂肪 1.5 克，膳食纖維 29.9 克，碳水化合物 35.7 克，β- 胡蘿蔔素 0.1 克，維生素 B1 0.17 毫克，維生素 B2 0.44 毫克，菸酸 2.5 毫克，鈣 357 毫克，磷 201 毫克，鐵 185 毫克。

34. 魚配豆腐巧治病

經典這樣說：

對人類而言，黃金不是最重要的財富，唯其營養與健康才是一切的一切。

—— 霍布金斯

一直以來，無論是逢年過節，還是在日常生活中魚和豆腐都是人們餐桌不可缺少的食物。經過研究發現，如果兩者能搭配到一起吃，不但味道鮮美可口，而且具有營養互補的作用，對防病治病還有一定的良好功效。

把魚和豆腐搭配到一起吃是有一定原因的。魚和豆腐中所含的蛋白質都是不完全的。豆腐是植物食品中含蛋白質比較多的食品之一，含有較多種胺基酸，還含有不飽和脂肪酸和卵鱗酯等。但是豆腐中蛋白質缺少蛋胺酸和賴胺酸的成分，這兩種成分在魚肉中確極為豐富；然而，魚肉中的蛋白質苯丙胺酸含量比較少，但在豆腐中含量卻又特別的多。若將兩者搭配到一起即可取長補短，又能相輔相成，還可以大大提高其營養價值。

魚和豆腐同吃，還有一個優點，就是對於體內吸收豆腐中的鈣能達到的促進作用。豆腐中雖然含鈣量比較多，但單獨吃卻不利於體內的吸收；而魚中含有豐富的維生素 D，可將人體對鈣的吸收率提高。因此，魚配豆腐特別適合處於生長發育時期的青少年及易患骨質疏鬆症的女性和老年人食用。

此外，魚肉當中含有較多的不飽和脂肪酸，豆腐的蛋白中含有大量大豆異黃酮，兩者都具有降低膽固醇的功效，若將兩者搭配食用對於冠心病和腦梗塞患者有助於防治意義。

食材雙面刃：

除了魚以外，蛋類、肉類蛋白質中的蛋胺酸含量也比較高，豆腐應與此類食物混合食用，如豆腐炒雞蛋、肉末豆腐、肉片燒豆腐等。這樣搭配食用，便可有效提高豆腐中蛋白質的利用率。還要注意的是，製作豆腐的大豆中含有一種叫皂素的物質，它能促使人體內碘的排泄過盛，如果人們長期食用過量的豆腐很容易引起碘的缺乏，易導致罹患碘缺乏病。還有豆腐中嘌呤物質的含量較多，對於那些血尿酸濃度增高的患者和嘌呤物質代謝失常的痛風患者如果食用大量的豆腐極易導致痛風病的發生。

美味指南：

豆腐和魚搭配吃法多種多樣，其中，魚頭豆腐湯是比較常見的，做起來也方便。其具體做法是：用白魚頭 1 個，內酯豆腐 1 盒、紹興酒 25 克、調味料適量。油鍋置旺火上燒熱，將洗淨的魚頭抹上少許醬油，投入熱油鍋兩面煎黃，加入適量的紹興酒，蓋上鍋蓋略燜一下，再加入適量的湯、鹽，蓋上鍋蓋，改用中火燜燒 8 分鐘，加入切成大塊的豆腐，再燒 3 分鐘，然後加入味精、紹興酒，倒入砂鍋，煮沸，撒上青蒜即成。如果是女性朋友，可選擇鯽魚和豆腐搭配，這樣還能達到養顏的作用。

附錄： 從營養成分上來說，魚和豆腐各有特點：魚屬於「密集型」營養物，
　　　　其蛋白質含量高達 17.3%，磷、鈣、鐵、脂肪、維生素 D 等營養素

含量也很豐富。豆腐中的鈣含量比較高，每 100 克豆腐中的含鈣量為 140 毫克～ 160 毫克。

35. 炒菜勾芡營養又保健

經典這樣說：

萬物皆有其味，調和勝而真味衰矣。

───《攝生三要》

所謂的勾芡就是在菜餚接近成熟時，將調製好的粉汁淋入鍋內，使湯汁濃稠，增加湯汁對原料附著力。勾芡的粉汁是用澱粉和水調製的，借助澱粉在遇熱糊化的情況下，吸收湯中的水分，形成具有黏性並光潔滑潤的芡汁。

勾芡用的澱粉是由多個葡萄糖分子縮合而成的多醣聚合物。我們經常使用的澱粉，主要有綠豆澱粉、玉米澱粉、麥類澱粉、馬鈴薯澱粉、菱藕澱粉等。澱粉不溶於水，在和水加熱至 60°C 時，糊化成膠體溶液。勾芡就是利用了澱粉的這種特性。

給菜餚勾芡不僅能夠使菜餚保持濃稠、滑嫩的狀態，而且還能夠保護蔬菜中的營養成分不易流失，所以對人體健康也是極為有益處的。

我們知道，蔬菜中含有大量的維生素 C（又名抗壞血酸），它在烹調過程中易被氧化為脫氫抗壞血酸，從而失去其對人體原有的營養作用。而炒菜時如果我們用澱粉勾芡，這樣既能使炒出的菜鮮嫩，又能使澱粉中的還原型谷胱甘肽把脫氫抗壞血酸還原成抗壞血酸，有利於保護蔬菜中的維生素 C。

儘管勾芡能夠改善菜餚的口感、色澤，但並不是說，每種菜餚都

需要勾芡，應根據菜餚的特點來決定是否需要勾芡。

食材雙面刃：

　　勾芡是否適當，對菜餚的影響是很大的，因此勾芡是烹調的基礎技術之一。儘管勾芡是優化菜餚品質的一個重要手段，但不是任何菜餚都需要勾芡的，若將不適於勾芡的菜餚勾上芡，其效果則適得其反。勾芡多用於溜、滑、炒等烹調技法。這些烹調方法的共同點是旺火速成，有這種方法烹調的菜餚，基本上不帶湯。另外，勾芡的澱粉吸濕性很強，並且還有吸收異味的特點，應注意防潮、防黴、防異味。如果發生黴變或有異味時，不可食用。

美味指南：

要為菜餚勾好芡，需要注意以下幾個問題：
1. 要掌握好勾芡的時間，一般應在菜餚九分熟時進行勾芡，如果過早勾芡會使滷滷汁發焦，而過遲勾芡會使菜受熱時間長，失去脆、嫩的口味。
2. 勾芡時的菜餚用油不能過多，否則滷汁不易黏在原料上。
3. 勾芡還需注意的是，調製粉汁或對汁時，一定要先將乾豆粉用水調散，不能夾雜粉粒疙瘩，以免影響菜餚的風味。

附錄： 勾芡後，由於澱粉的糊化，具有透明的膠體光澤，能將菜餚與調味色彩更加鮮明反映出來，使菜餚色澤更加光亮美觀。

36. 巧吃羊肉不上火

經典這樣說：

羊肉補血，與熟地黃同功。

———《醫旨緒餘》

羊肉具有溫補作用，最宜在冬天食用，但羊肉性溫熱，經常吃容易上火。而中醫講究「熱則寒之」的食療方法。因此，吃羊肉時可以搭配一些具有涼性和甘平性的蔬菜，這樣可以達到清涼、解毒、去火的作用。涼性蔬菜一般包括冬瓜、絲瓜、油菜、菠菜、白菜、蘑菇、蓮藕、茭白筍、菜心等；甘平性蔬菜包括地瓜、馬鈴薯、香菇等食物。

此外，吃羊肉時最好搭配豆腐一起食用，這樣不但可以補充到人體所需的多種微量元素，而且豆腐還具有清熱瀉火、除煩止渴的功效。羊肉和蘿蔔也可以一起食用，這樣可以充分發揮蘿蔔性涼，達到消積滯、化痰熱的作用。

人們在吃羊肉時，很多人都不喜歡羊肉的膻味。其實，這是因為羊尾脂肪、皮下脂肪及羊皮脂腺分泌物和肌肉間隙的脂肪中所產生的一種揮發性脂肪酸。要想去除這種膻味，大家不妨在吃羊肉的時候適當放些孜然。孜然的氣味芳香而濃烈，適宜與羊肉一同烹製，這樣能達到理氣開胃、祛風止痛的作用。

在烹製羊肉時，還可以放點不去皮的生薑，因為薑辛涼，具有散火除熱、止痛祛風濕的作用，而且與羊肉一同烹製也能去除膻味。

36. 巧吃羊肉不上火

食材雙面刃：

對於很多人來說，吃羊肉時總是喜歡吃一些食醋之類的調味品，尤其是西北地方的人，他們覺得這樣吃起來更加爽口，更容易吸收，其實這種吃法是錯誤的。因為羊肉屬大熱之品，而醋中所含的蛋白、糖、維生素和醋酸、乳酸、琥珀酸等十多種有機酸，其性酸溫，有消腫活血、殺菌等作用，與寒性食物配合效果較為好些，但是如果與羊肉這類溫熱食品相配就更加不宜。這是因為羊肉與食醋搭配會削弱兩者的食療作用，並且會對人體產生一些有毒害的物質。所以大家在吃羊肉時一定有慎重。

美味指南：

豆腐羊肉蝦湯

豆腐、羊肉、蝦仁、豆腐各適量，蔥、薑、鹽等少許。先將羊肉洗淨，入鍋內與蝦仁一同煮至熟爛，加入適量的調味料，再加入豆腐煮熟即可食用。吃豆腐喝湯。每日 1 餐。豆腐是大豆的主要加工食品，中醫認為，其性味甘、鹹、寒、平，具有寬中益氣，清熱生津，消脹利水的功效；而羊肉具有溫補脾胃，益腎壯陽的作用。二物相配，加以調味，不僅味美，而且還可補充多種營養，是老年人冬季之佳品。

附錄：據分析，每 100 克羊肉中含有蛋白質 13.3 克，脂肪 34.6 克，碳水化合物 0.7 克，鈣 11 毫克，磷 129 毫克，鐵 2.0 毫克，還含有維生素 B 群、維生素 A、菸鹼酸等。

37. 鹹食甜食要混食

經典這樣說：

味過於甘，心氣喘滿，色黑，腎氣不衡；味過於鹹，大骨氣勞，短肌，心氣抑。

——《黃帝內經》

生活中有很多人都喜歡吃一些鹹味食品，他們覺得鹹味食品很有味道。在這一點上，與西方人的飲食觀念有所不同。西方人進食鹹味食品相對我們要少很多，他們會在正餐後進食一些少量的甜食，這樣可以調和味覺，增加人的胃口。而大多數東方人的飲食觀念是把鹹食和甜食分開，其實這種飲食習慣是不符合邏輯的。

在生活當中，我們通常會有這樣在感覺，在早餐時吃一些甜食，吃完後會覺得很甜膩膩的，感覺胃腸很不舒服。這是因為當人食用大量甜食之後會刺激體內的胃酸分泌，不能及時給胃液補充適量的鹽分所造成的原因，所以食用甜食後會覺得很膩。還有一些人過於喜好鹹食，而沒有用甜食來進行調解，同樣也會使味覺趨於單調化，久而久之，也會影響我們的食慾。

那麼，如果我們將鹹食和甜食混到一起食用，其效果就會大不相同了。現代醫學研究表明，鹹甜混食不僅可以調節口味，而且還有助於體內的消化吸收，對保護人的脾胃也是大有裨益的。

有人也許會這樣認為，鹹甜混食會傷害到人的味覺。其實這也是錯誤的想法。其實，鹹甜混食可以相互補充人體所需的營養，還能夠

達到調解味覺的作用。如果感覺吃鹹了，不妨再吃點甜味食物，就會覺得既舒服又特別的順口；甜的吃多了，再來一點鹹的嘗嘗，便會有另一番滋味。如果將兩者混食到一起食用，會使我們的食慾和食量大增。

食材雙面刃：

甜食或鹹食都不要過量食用。如果長期過量食用糖，會使人體內的 B 群維生素因消耗過多而缺乏，以致廢物蓄積於人體；同時又使體內的熱量代謝，蛋白質、脂肪、碳水化合物代謝以及腦與組織中能量轉化受到負面影響。此外，食糖過多，產生的過多熱量會轉化為脂肪，造成人體肥胖，而肥胖又是眾多疾病之源。

過食鹹食會導致血壓增高，還會加重心臟的負擔，也會引起水腫和充血性心力衰竭。人體如果攝取過多的鹽分，會導致體內的鉀從尿液中排除，而鉀離子對人體活動時肌肉（包括心臟肌肉）的收縮放鬆有著非常重要作用。如果流失過多的鉀，對心臟功能會造成極大的傷害，嚴重時還會引起心臟肌肉衰弱而導致死亡。

美味指南：

營養學家認為即合理又科學的進食應該是鹹甜混食。如早餐吃一個甜麵包，配上小鹹菜之類的食品；吃點甜粥，可配上鹹鴨蛋或包子等；如果吃甜味的豆沙餡的包子或是油炸糕，就應當配肉末鹹稀飯或帶鹹味的湯。

38. 冷凍食品巧烹飪

經典這樣說：

健康是為我們的事業和我們的福利所必需的，沒有健康，就不可能有什麼福利，有什麼幸福。

—— 洛克

現代生活中幾乎家庭都有冰箱，有了電冰箱可以幫助我們冷凍雞、鴨、魚肉等一些食品，這給我們帶來了很多的方便。但是有人以為，冷凍食品比新鮮食品的味道差，營養價值比較低。其實，只要我們掌握好合理的解凍和烹調方法，這些冷凍食品仍可保持原有的色、香、味、形，其營養成分也不易流失。

首先，要合理解凍。一般說來，解凍時間越短越好，色澤越接近原色越好。食品解凍，既可在一度～五度左右的自然空氣中解凍，也可用十五度左右的自來水噴淋解凍，還可放在十度左右的流動水中解凍。切忌把食物放入熱水和靜水中解凍。因為這樣會使冷凍食品中已溶解的組織液不能迅速被細胞吸收而流失，會影響食品味道的和營養價值。如果把凍肉放進三十五度～四十度水中泡三小時，肉的外表溫度已達到二十五度左右，而中心部位的溫度只有零度～兩度度左右。這樣不但影響回復原形，而且還會引起肉汁大量流失和細菌迅速繁殖，營養素也遭受較大損失。此外，有的家庭從冰箱中取出解凍食品，將剩餘部分又分二次或三次冷凍，這樣對食品的營養也會大打折扣的。如果時間來不及，可將冷凍食品切成小塊，便可縮短

解凍時間。

其次，冷凍食品在烹飪時應掌握適宜的方法，烹調的溫度、時間都要根據食品的種類、鮮嫩程度、分量等情況來決定。一般主張，烹調開始時用大火，燒至沸滾後改用小火。綠色蔬菜要用熱鍋旺火快炒，烹調時間如果過長會使蔬菜當中維生素 C 的損失增大。在冷凍過程中經過燙漂的蔬菜，烹調時間要短些，否則其鮮嫩口感也會受到影響。

最後，烹調冷凍食品時用水宜少不宜多。用水越多，水溶性維生素溶解就越多。大多數食品中的營養素會減少營養損失。這時，可按需要在某些食物中加入適量的澱粉勾芡，使湯汁包裹在食物中，多餘的湯汁最好也能充分利用。

食材雙面刃：

需要提醒大家的是，冷凍食品不可反覆冷凍、解凍。新鮮肉類經過急凍之後，組織的表面形成一種高密度的保護膜，使肉類能夠保持新鮮可口。已凍過的肉類，在解凍之後，這層保護層隨之解體，表層肉類組織也相應受到破壞；當將解凍的肉類再放於低溫下冷凍時，原來表層組織已失去鮮肉的結構和性能，難以迅速形成首次冷凍那樣的保護層，使保險效果顯著降低。而且，將肉類反覆冷凍、解凍，肉中所含的致癌物質 B12 硝酸銨隨著反覆次數的增多而含量增高。因此，冷凍時應先將肉類分成小塊，每份肉類取出解凍後一次食用，以免增加凍肉當中的有害物質。

美味指南：

在超市內選購冷凍食品時，除了要看製造日期和保存期限外，還要學會一些簡單的辨別方法：

1. 要看冷凍食品的外包裝。包裝袋上結晶霜潔白發亮，凍結堅硬的冷凍食品，應該是保存完好的。選購時一定要注意外包裝袋是否有破損，包裝內側就會出現嚴重結霜現象，包裝袋破損的冷凍食品，很容易被細菌汙染。

2. 還要注意包裝袋內食品有無黴點，內裝物是否乾燥。如果冷凍食品部分發白，多是由於冷藏溫度變化太大，水分散失而變得乾燥，嚴重的甚至會發黃。這樣的冷凍食品不要選購。

3. 要看包裝的標識是否明確完整。確認食品包裝上是否有明確的製造日期、保存期限、廠商等，越接近保存期限的食品越容易出現問題。

附錄：用冰箱冷凍食品，正確的做法是：將食品洗淨，按每次食用的需要量，分成若干份，用保鮮紙包好，再進行冷凍。這樣，吃多少就可取多少，避免了二次冷凍。

39. 帶餡麵食更益健康

經典這樣說：

合理膳食，膾不厭細，食不厭雜，滋養身體。

———養生格言

帶餡麵食（註：帶有餡料口味的麵條）它口味眾多，能夠滿足不同口味人的不同需求。帶餡食品包括餃子、包子、燒賣、餛飩等。在享受這些美食時，人們也許沒有多想，常吃帶餡麵食對我們身體健康有很多好處。關於這個問題，大量醫學專家已做了仔細分析。

帶餡麵食最大的好處是營養齊全，符合人體內多種需求。它既是主食，又兼副食；既有肉餡，又有素菜，含有人體需要的多種營養素，並能達到各種營養相互補充的作用，很符合平衡膳食的需要。

麵粉做的麵皮中含有多種維生素和微量元素，可以促進腸蠕動，使大便通暢，而且各種食品的餡經常是由豬肉、羊肉、牛肉、雞肉、雞蛋、蝦仁、木耳、豆腐、白菜、韭菜、芹菜及蔥、薑、鹽、醬油、味精等調味品製成的。這種多樣性的食品可以提供多種維生素及鈣、磷、鐵、鎂、鉀等礦物質，能夠為老年人提供科學合理的營養，可防治老年人營養缺乏症。

有些人拌餡時還會放些植物油，這就大大增加了體內的植物類脂肪。此外，專家還提倡在餡中還可加些蘑菇、黑木耳、薑、蒜等食物。其中，蘑菇是抗癌的佳品，蔥薑等調味料則具有除菌殺菌的作用。

由於用各種鮮肉、蛋、魚、蝦和新鮮蔬菜做餡，再放些各種各樣的調味料，可使帶餡麵食風味獨特，格外鮮美可口，因而會使人們大增食慾。經常食用帶餡麵食還有助於消化。對一些上了年紀及胃腸道消化功能不好的老年人來說，既能增加營養，又有利於各種營養的消化吸收，這無疑是他們最理想的食品。

不少人尤其是小孩有偏食的習慣，影響健康。如果能將偏食者不喜歡吃但有營養的食物和最喜歡吃的食品一起剁成餡，做成餃子、包子等麵食，可使偏食者容易接受不喜歡吃的食物，有效防止因偏食造成的營養缺乏。

食材雙面刃：

各種帶餡食品最好現做現吃，不宜長時間存放在冰箱內，這樣會損失其中大量的營養物質。建議老年人在食用帶餡食品時，要盡量少放些葷油、少加肥肉，以防止血脂增高。

美味指南：

帶餡麵食不僅品種多，而且這些品種本身的做法也不同。帶餡食品還可以根據不同人的口味和需求選擇不同的原料和不同的配料。可以說人們喜歡吃什麼就可以用什麼做餡。下面，教你怎麼做素三鮮餡餃子餡和三鮮包子：

1. 素三鮮餡的餃子餡做法

將適量冬筍去皮，切成均勻的片狀，放入開水鍋中煮約 10 分鐘左右，水中最好放少量鹽一起煮。煮好冬筍後撈出晾涼，將冬筍剁成碎末，放好備用。然後，香菇洗淨，放入開水中焯一下，撈出，同樣剁成碎末，和冬筍末放一起備用。接著，將 3 顆雞蛋放

入少許鹽打勻，入油鍋翻炒，最好炒碎一點，這樣容易拌餡。最後，將冬筍末、香菇末、碎雞蛋一起加入鹽（最好放多些，口感比較鹹為止），雞精、香油一起拌勻，拌好後放置約半個小時左右就可以包餃子了。

2. 三鮮包子的做法

首先，將適量把麵粉、溫水、酵母和在一起，加入一些牛奶，發酵半個小時。然後，把炒熟的雞蛋切碎（也別太碎）、豬肉剁成肉餡（最好帶點肥肉）、蝦切小塊、海參切小塊，加入雞精、醬油、香油、鹽、醋、攪拌一下，再加少量水，攪拌，連續加 3 次水，攪拌的黏稠一點。接下來，就可以正式包包子了，當然，包正宗的包子都是 16 個褶。最後，將包好的包子放在蒸籠中，先用小火蒸 5 分鐘，再用大火蒸 10 分鐘就可以了。

40. 蔬菜如何健康吃

經典這樣說：

晨殆啖蔬菜，如讀淵明詩，清脾有至味，舌本生華滋。

————《知足齋集》

進入炎炎的夏季之後，人們隨著高溫的天氣，食慾也有所下降。一些人面對市場上那些新鮮蔬菜之時，很多人往往會選擇生吃，或將一些蔬菜搭配一起涼拌，這樣雖然增加人的食慾，但是，你知道嗎？有些蔬菜是不可以生吃的。

營養專家研究表明，蔬菜當中所含維生素 C 及維生素 B 群等營養成分，很容易受到加工及烹調的破壞，生吃有雖然有利於營養成分的保存。但是，並不是每種蔬菜都適合生吃，有些蔬菜要放在開水中焯一下再吃，有些蔬菜則必須炒熟後再食用。

能夠生吃的蔬菜有蘿蔔、番茄、黃瓜、青椒、小白菜等。生吃最好要選擇天然無公害的綠色蔬菜。有些新鮮蔬菜還可加點醋、醬油及精鹽做一些涼拌菜。但有些蔬菜，如竹筍、青花菜、花椰菜等蔬菜焯過後的口味更佳，其中豐富的纖維素也更容易消化。還有，如菠菜、茭白筍等，因為它們含有很多草酸，這些草酸進入腸道後與鈣結合後形成了難消化吸收的草酸鈣，阻斷了體內對鈣的吸收。所以，這些蔬菜涼拌之前最好用開水焯一下，這樣可去除蔬菜中大量的草酸。此外，萵苣、荸薺等生吃之前也最好先削皮、洗淨，用開水燙一下再吃，這樣更健康衛生，也不會影響口感和營養含量。

　　還有一些蔬菜必須經過高溫炒熟之後才能食用，如澱粉含量較多的馬鈴薯、芋頭、山藥等必須燒熟後再吃，否則其中的澱粉使人體無法消化吸收。豆芽宜炒熟吃，即使涼拌，也一定要先將它們煮熟。另外，豆角中含有大量的皂素和血球凝集素，食用時要將其炒熟，否則毒素存留極易導致中毒，嚴重時還會引起噁心、嘔吐、腹瀉、頭暈等症狀。

食材雙面刃：

　　有些食物生吃、熟吃時的效果也是不一樣的。如蘿蔔生吃以汁多辣味少者為好，但胡蘿蔔屬於涼性食物，陰虛體質者還是熟吃為宜。有些蔬菜生吃或炒吃時所攝取的營養成分是不同的。比如：番茄中含有能降低患前列腺癌和肝癌風險的茄紅素，要想攝取就應炒熟後再吃。但如果你想攝取維生素 C，生吃的效果會更好，因為維生素 C 在烹調過程中很容易流失掉。

美味指南：

下面給大家介紹幾種涼菜的製法和功用：

1. 拌蘿蔔絲

蘿蔔 500 克，香菜 50 克，熟辣椒油和蒜苗適量。將蘿蔔洗淨切絲，用鹽漬一下；香菜洗淨切碎，蒜苗洗淨切絲；將蘿蔔絲用清水洗淨，擠乾，連同香菜、蒜苗放入碗內，拌入熟辣椒油、鹽、醋、糖即可。本品可治療咳嗽。

2. 涼拌芹菜

鮮嫩芹菜 1000 克，精鹽、香油、醬油、醋少許。先將芹菜摘葉，洗淨；將芹菜切成段，放入開水鍋裡焯一下，之後放入盤中，撒

上少許精鹽調拌均勻，食用時澆上醬油、香油、醋、也可澆入花
椒油其味更長。醋不可早放，否則菜會變黃。本品清脆香嫩，富
有營養。

附錄： 蔬菜含有豐富的維生素，是人體所需維生素的重要來源，人體如果缺
乏這些維生素，就會引發各種疾病。

41. 適當淡補，最好吃點「苦」

經典這樣說：

薄滋味，所以養氣。

————《上陽子金丹大要》

在人們追求時尚美味的今天，能適當吃點苦味食物，不僅有助於人們的身體健康，而且還會使我們得到更多的營養。中醫認為，常吃些苦味食品進行調節，就能「入心經而降心火，去心火而神自安」。

現代科學研究證實，苦味食物中含有較高的胺基酸，生物鹼、苦味素、維生素及礦物質等人體需要的多種營養物質，且具有抗菌消炎、解熱去暑、提神除煩、健脾養胃等功效。尤其是進入盛夏之後，由於天氣比較炎熱，往往使人精神不振、倦怠乏力，此時如果適當吃點苦味食物，不僅有消暑作用，而且對我們的健康也是大有益處的。

苦味食物與人的精神活動的關係也很密切。以巧克力、咖啡、茶葉、啤酒為等苦味食物為例，因為其中都含有一定數量的可可鹼和咖啡因，當這兩種物質被人食用後，便會產生提神醒腦、舒適輕鬆的感覺。這對於我們消除大腦疲勞、恢復精力是有一定作用的。

最新研究表明，有些苦味食物是維生素 B17 的主要來源。據有關資料報導，美國醫學專家用維生素 B17 對兩百五十例癌症患者進行口服和注射治療後，竟使兩百四十八例病人病情有了一定的好轉。

在我們生活中，苦味食品很多，以蔬菜和野菜居多，如萵苣葉、萵筍、生菜、芹菜、茴香、香菜、苦瓜、蘿蔔葉、苔菜、苜蓿等；在

乾鮮果品中，有杏、荸薺、柚子、杏仁、黑棗、薄荷葉等；此外更有食藥兼用的蓮子芯、五味子等，五味子適用於冬春季，蓮子芯非常適合於夏季食用。

食材雙面刃：

苦味食物儘管有很多好處，但有些苦味食品也是不宜亂吃的。例如：臨床上有人誤認為甜瓜根部有消暑清熱作用而進食後引起中毒的病例，其實這些不成熟的甜瓜瓜蒂所含的甜瓜毒素，能夠引起胃痛、嘔吐、腹瀉等，嚴重時會危及生命。此外，苦杏仁中含有的苦杏仁甙，經腸道吸收後可產生氰化氫。氰化物是一種劇毒物質，人如果誤食，會造成呼吸中樞麻痺而引起死亡。當然，含有苦味的黃瓜也含有毒素，也是不能食用的。苦味食物屬寒涼之品，故體質較弱者不宜食用。一般說來，老人和小孩的脾胃虛弱，不適宜過多食用苦味食物。此外，患有脾胃虛寒、脘腹冷痛、大便溏泄的病人也不宜食用苦味食物。

美味指南：

1. 苦瓜瘦肉豆腐湯

苦瓜 150 克，瘦肉 100 克，豆腐 400 克，調味料適量。先將苦瓜洗淨切細條，瘦肉洗淨剁成末，加米酒、醬油、香油醃製 10 分鐘；豆腐洗淨切塊。油鍋置旺火上燒熱，下入瘦肉末，加入苦瓜條翻炒數下，倒入沸水，投入豆腐塊，用勺劃碎，加入醬油、精鹽、味精，淋入香油即可。本品具有清熱解毒，通利腸胃之功效。對治療瘧疾有一定的效果。

2. 清炒苦瓜

苦瓜 250 克，調味料少許。先將苦瓜洗淨去瓤，將苦瓜洗淨切成薄片，備用；炒勺上火，放入油燒熱，放苦瓜片煸炒片刻，放入精鹽、味精，炒至苦瓜熟後出鍋裝盤即可。此菜有降低血糖的作用。對糖尿病患者有一定的防治作用。

3. 涼拌苦瓜

苦瓜 150 克，蒜頭 30 克，調味料適量。將苦瓜洗淨，切開，用鹽稍醃片刻；蒜頭去皮，拍碎，與苦瓜片拌勻，加麻油、糖、味精、五香粉、精鹽等調味品即可食用。此菜有清熱去暑，解毒抗癌的功效。可用於白血病人夏季作為佐餐菜餚。

附錄： 如果你能合理調整自己的飲食，適當淡補，既能吃得香，還能保健康，可謂是一舉數得。

42. 花生用油炸會破壞營養

健康的身體是靈魂的客廳，病弱的身體是靈魂的監獄。

———英·培根

花生自古就有「長生果」的美譽。中醫認為，花生其味甘性平，具有健脾開胃、潤肺利水、滋養調氣之功效。現代醫學研究表明，花生含有蛋白質、卵磷脂、維生素、鈣、磷、鋅、脂肪及微量元素等多種營養成分，其熱量也並不低於一般肉類。

花生的烹調方法有很多種，如油炸、水煮、燉、爆炒花生，即可做零食，也可做菜餚。這其中油炸花生是最受人們歡迎的。油炸花生色、香、味俱佳，但其缺點是經過高溫烹炸後會破壞花生內的維生素和維生素 E 及其他營養成分，這樣一來花生的營養價值已大大降低。

此外，花生經高溫後的油脂不容易被脾胃消化吸收，如與其他食物同食，還會妨礙其他食物的吸收。花生脂肪含量頗高，油炸之後會使花生的屬性變為燥熱，如果過量進食，或本身體質屬虛火旺盛，就會出現熱氣等症狀。老年人脾胃原本比較虛弱，食用油炸花生更易影響脾胃的運動功能。因此，老年人及內火旺盛中應少食油炸花生，否則會嚴重影響到脾胃功能。

那麼，應該怎樣食用花生更健康呢？從養生方面來說，水煮花生為最佳的烹調方法。水煮花生相對於油炸花生的破壞性較小。水煮花生則保留了花生中原有的植物活性化合物，如植物固醇、皂素、白藜

蘆醇、抗氧化劑等，對防止營養不良，預防糖尿病、心血管疾病、肥胖具有顯著的作用。它具有不慍不火、易於入口及容易消化的特點，可以說是老少皆宜。煮五香花生米時如果再加一些醋還具有醒酒、和脾、開胃的作用。

除了水煮，花生還可與其他菜餚搭配，如宮保雞丁等，或者直接將花生仁與醋、小尖椒等調味料涼拌，會更加美味爽口。

食材雙面刃：

花生在潮濕條件下儲藏時，會受到黴菌汙染而產生大量的黃麴毒素，黃麴毒素是一種很強的致癌物質，它會誘發肝癌、食道癌和胃癌。資料表明：肝癌、胃癌好發的患者，與他們長期食用發霉的糧食、花生等植物有很大的關係。

美味指南：

1. 花生燉豬腳
花生米 90 克，豬腳 1 塊，調味料適量。將豬腳除去蹄甲和毛後洗乾淨；鍋內加入適量的清水；將花生米與豬腳一同放入鍋內燉煮，待煮熟之後加入調味料即可。本品有催乳、增乳的作用。適用於產後乳汁不足者食用。

2. 花生紅棗膏
花生米 100 克，紅棗 10 枚。將紅棗去核洗淨，花生米洗淨；紅棗放入鍋中煮熟之後，與花生米共搗成泥狀即可。每日1劑，分 3 次，用紅棗湯送服。本品可治血虛症及過敏性紫斑、再生障礙性貧血等症。

附錄： 100 克花生食部含蛋白質 27.6 克，脂肪 41.2 克，碳水化合物 23.0
克，膳食纖維 2.7 克，鈣 71 毫克，磷 399 毫克，鐵 2.0 毫克，硫胺
素 0.21 毫克，核黃素 0.14 毫克，菸酸 13.1 毫克。

43. 健康食用油，天天好幫手

經典這樣說：

菜油，諸油惟此最為輕清，故諸病不忌。麻油，諸油惟此可生食，故為日用所珍，且與諸病無忌。

————《隨息居飲食譜》

食用油是人們攝取油脂的重要途徑之一，它和我們的健康是密不可分的。面對超市中各種各樣的食用油真是讓人眼花繚亂，什麼花生油、玉米油、葵花子油、橄欖油等各種包裝精緻的高檔油。那麼到底哪一種食用油更適合我們健康食用呢？

由於目前市場上的各種食用油的營養價值不盡相同，因此也具有不同的保健作用。

大豆油含有大量人體所需的不飽和脂肪酸，是含維生素 E 最高的植物油。食用它可以合成人體前列腺素，降低血清膽固醇；有預防心血管疾病的功效，還可抗衰老、保持皮膚細膩、光滑；防止角質老化，也是營養保健兼得之佳品。

花生油中含油酸含量較高，在人體脂肪代謝過程中可降低血液中有害膽固醇，有預防心血管疾病的作用。但是花生容易感染黴菌而分泌出黃麴毒素 B1，這種毒素是自然界中最強烈的天然致癌物之一，可誘發肝癌。人們一旦食用這些劣質有害的花生油，對身體危害極大。因此，我們一定要選擇符合國家標準的花生油。

橄欖油被認為是最好的食用油。它的脂肪酸組成十分豐富。它所

含的不飽和脂肪酸可有效降低膽固醇，可以有效預防心腦血管疾病、減少膽囊炎、膽結石發生的作用。橄欖油還含有多種維生素及 β- 胡蘿蔔素，對改善消化功能，延緩腦萎縮有一定的作用。

　　上述幾種食用油對人體健康是非常有利的，但是如果我們單一吃一種油，就會導致某種或幾種脂肪酸的攝取不夠或過量。現在比較流行的第二代調和油，是一種值得推薦的油。調和油適應了現代人對健康飲食的要求，這種油的功能特性突出、脂肪酸配比合理、營養價值高，又保持了沙拉油純度高、吸收率高的特點，是當前普遍食用的沙拉油的換代產品。如果大家有興趣不妨嘗一嘗。

食材雙面刃：

　　在食用油中，菜子油對於冠心病或高血壓患者來說有弊無利。這是因為菜子油中含有百分之四十的芥酸，心臟病患者食用後會使血管壁增厚，心臟脂肪堆積，加重病情，對於正常人來說，芥酸並不可怕。而冠心病患者如果長期食用菜子油，會使血液中不斷接受被酶消化的芥酸，這樣時間久了，會使病人本來就不十分正常的心血管壁增厚和心肌脂肪沉積等病變，直接危害心臟病患者的健康。

美味指南：

　　大家在製作涼拌菜時，可優先選擇大豆油、香油、亞麻籽油等。因為這些油怕熱，而它們所含的必需脂肪酸和維生素 E 也很多；如果人們在製作燉、煮、燒菜和無油煙的炒菜時，則可以選擇含不飽和脂肪酸多的油，或者脂肪酸比例比較均勻的油，比如花生油、調和油等。這些油具有一定耐熱性，但又不能承受煎炸的高溫。需要注意的是，一定要少放油，否則烹調溫度會上升很快；在

製作油炸食品，或者需要油較長時間受熱，我們可以使用飽和脂肪酸比例較大的油脂，主要是動物油脂和棕櫚油，它們雖然營養價值低但耐熱性好。

附錄： 人們在選購食用油時要注意幾點：一是詳細看清楚標籤、品牌、配料、保存期限等，製造日期越近的食用油越新鮮；二是壓榨法製出的食用油，品質比較純，沒有任何添加物，可保存原有的營養；三是要觀察食用油的色澤，品質好的液體油在常溫下呈透明狀。如果油質渾濁、透明度低，說明油中水分多，加工精煉成分差，或油脂發生變質，或摻了假的油脂。

44. 深綠色蔬菜更利健康

經典這樣說：

蔬食菜羹，歡然一飽，可以延年。

——《高子三知延壽論》

蔬菜的顏色豐富多彩，各種各樣。這些蔬菜在日常烹飪中不僅搭配好看，而且還會令我們的食慾大開。而在這些蔬菜中，綠色蔬菜又是其中的主角。

日常生活中，我們所吃的蔬菜都是來自植物的不同部位，有根、莖、葉、果、花和種子，但是最普遍的蔬菜是綠色葉類蔬菜。這些綠葉蔬菜在蔬菜家族中占有主導地位，這是因為他們在蔬菜中的營養最為豐富。

植物也是一個整體，其各個部分都有各自的功能。如根部負責吸收營養，莖部負責運輸和支撐，果實是生殖器官，而葉子則是光合作用產生養分，植物中大部分營養物質的都是在葉子中進行的。而植物要進行各種光合作用就需要酶的參與，而酶是優質的蛋白質，有了酶，還需要各種維生素、微量元素等物質在酶反應中起輔助的作用。因為葉子中維生素和礦物質的含量都比較高。這也是蔬菜葉子中的營養素含量是各種植物器官中最多的原因。

如果我們把各種蔬菜營養做一番比較，評價一下其中的維生素C、β- 胡蘿蔔素、鐵、鈣、蛋白質等多種營養素，最終還會是綠葉蔬菜。當然，根莖類、茄果類蔬菜也是比較優秀的成員，但就整體水準

上來講，綠葉蔬菜還是略勝一籌。

在常見蔬菜中，色澤深綠的包括菠菜、綠色花椰菜、芥藍菜、羽衣甘藍等，都含有豐富的葉黃素和玉米黃素，能夠有效保護眼睛免於陽光紫外線的損害，從而避免罹患白內障。另外，綠色蔬菜富含豐富的鈣質、葉酸及維生素 C 等物質。但其中葉綠素含量更多，這些成分使得綠色蔬菜更具有防病抗病的作用。

食材雙面刃：

葉酸是 B 群維生素中的一種，具有強大的造血功能，是核酸合成所需物質之一，也是懷孕期婦女飲食中非常重要的一部分。人體如果缺乏葉酸，紅血球發育成熟就會受到障礙，會引起巨幼紅細胞性貧血；還會引起口炎性腹瀉，以及智力退化等。孕婦缺乏葉酸時會全身疲倦，皮膚出現灰黯色的妊娠紋，嚴重時甚至還會導致出血、流產或使嬰兒患先天性神經缺陷。動物肝臟、腎臟及水果和蔬菜中都富含葉酸，但以深綠色蔬菜中的含量最為豐富，如菠菜、小扁豆等。

美味指南：

綠色蔬菜具有這麼多的好處，那麼我們在生活中如何最大限度攝取綠色蔬菜中的營養物質呢？

1. 能生吃的蔬菜盡量要生吃。如，蘿蔔、黃瓜、青椒等在未經加熱烹製前，營養物質沒有被破壞，此時生食不僅可以品嘗到自然的美味，而且還能充分吸收到內含的維生素 C。

2. 盡量不要把蔬菜榨汁飲。因為蔬菜榨成汁後，不僅使其中的營養成分遭到嚴重的破壞，而且還會影響唾液中的消化酶分泌。因為我們咀嚼的目的並不僅僅是為了單純的嚼爛食物，更重要的是

透過咀嚼的方法使含在唾液中的消化酶混合在食物中。

3. 飯前適量吃一些蔬菜。蔬菜是保護人體營養均衡的重要菜餚之一，而且蔬菜中的熱量少，膳食纖維含量高，當我們在吃完蔬菜之後胃的體積會被撐大，就會有飽腹感，這樣再吃下去就不會出現暴飲暴食的狀態。

附錄：　營養學家把蔬菜分為「深綠色蔬菜」和「淺色蔬菜」兩類，而為了健康你每天的餐桌上至少應該能夠見到二～三種深綠色的綠葉蔬菜。

45. 粗茶淡飯能長壽

經典這樣說：

粗茶淡飯飽即休；補破遮寒暖即休；三平二滿過即休；不貪不妒老即休。

——《四休導士詩序》

隨著社會的發展，人民生活水準的不斷提高，如今的人們不僅僅滿足於填飽肚子，而是講究科學進食，追求天然綠色食品的養生之道。事實上，簡樸的生活、普普通通的粗茶淡飯更有益於身體健康。

所謂的粗茶，就是指經常喝春季結束後採摘的又苦又澀的劣質茶。專家經研究認為：新茶多為嫩芽，其中含大量的胺基酸類物質，因而口感醇香，而春季過後，隨著氣候氣溫的變化，茶樹迅速生長，樹葉累積了大量既味苦又有益的物質——茶多酚。雖然，這個季節採摘的茶葉味道比較苦，但其中的茶多酚、鞣酸等物質，卻對身體很有益處。茶多酚是一種天然抗氧化劑，能抑制自由基在人體內造成的傷害，有抗衰老作用。它還能阻斷香腸、火腿中亞硝胺等致癌物對身體的侵害；鞣酸則能降低血脂，防止血管硬化，保持血管暢通，維護心、腦血管的正常功能；茶多醣能緩解和減輕糖尿病症狀，有降低血脂、血壓等作用。從健康角度看，價格低廉的粗茶營養價值反而更高。

淡飯指的是含有充足蛋白質的綠色天然食物。很多人把它等同於粗糧和素食來看。其實，綠色天然食物是相對於精緻加工的食物而言的，既包含豐富的穀類食物和蔬菜，也包括脂肪含量低的雞肉、鴨

肉、魚肉、牛肉等。蔬菜中含有人體需要的纖維素、維生素、礦物質等，能防止便祕和消化道疾病，幫助吸收蛋白質、脂肪和糖類，促使體內排出多餘膽固醇，防止高血脂，保護心腦血管的正常功能。淡飯還有一層含義，是說飲食不能太鹹，因為飲食過鹹會引發如骨質疏鬆、高血壓、中風和心臟病的發生。

綜上所述，民間所流傳的「粗茶淡飯延年益壽」是具有一定科學道理的。要想身體健康，正確的飲食方法是：以蔬菜等植物性食物為主，注意糧豆混食、米麵混食，要適當輔以包括肉類在內的各種動物性食品，並適當常飲粗茶。
食材雙面刃：

有人曾提出這樣的疑問，真正符合老年人的飲食應該是什麼？綜合國外多方面資料表明：這類食物內的維生素、蛋白質、糖、微量元素等成分必須互補存在，有複合營養的特徵。葷素相間的「粗茶淡飯」可增加老年人的新陳代謝，延緩衰老，促使組織細胞的結構完全，以提高抗病能力。可見，粗茶淡飯才是最符合老年人的飲食結構。

美味指南：

為了保證粗糧在人體內發揮更好的作用，我們在吃粗糧時要注意這樣幾點：

1. 吃粗糧及時多喝些水。這是因為粗糧中的纖維素需要有充足的水分做後盾，才能保障腸道的正常工作。一般多進食一倍的纖維素，就要多喝一倍的水。
2. 營養學家認為，突然增加或減少粗糧的進食量，會引起腸道反應。而對於平時以肉食為主的人來說，為了適應腸道更好吸收，增加粗糧的進食量時，應該循序漸進，切不可過急。

3. 當我們每天製作食物時，除了顧及口味和個人嗜好外，還應該
考慮葷素搭配，平衡膳食。

附錄： 每週宜吃三次粗糧，每次粗糧的攝取量以三十～六十克為宜，但也應
根據個人情況適當調整。

46. 早喝鹽水晚喝蜜

經典這樣說：

智者之養生也，必順四時而適寒暑，和喜怒而安居處，節陰陽
而調柔剛。

——《靈樞》

進入秋冬季節，氣候比較乾燥。由於人們體內缺少大量水分，常
常使人上火而引起便祕及消化不良等症狀。中醫認為，「早喝鹽水晚喝
蜜」，尤其適合這時的乾燥氣候。

中醫認為，食鹽有清熱、涼血、解毒的功效。據《本草綱目拾
遺》記載，鹽能「調和臟腑、消宿物、令人壯健」。因此，清晨起床後
空腹喝一杯淡鹽水，有利於降火益腎、保持大便通暢、改善腸胃的消
化吸收功能。

蜂蜜具有補中、潤燥、止痛、解毒的作用，常用來治療脾胃虛
弱、消化不良、肺燥乾咳、腸燥便祕等疾病。現代醫學研究證明，蜂
蜜中所含的葡萄糖、果糖以及磷、鈣等物質，能夠調節神經系統功能
紊亂，從而達到了增加食慾、促進睡眠的作用。此外，蜂蜜中還含有
蛋白質、胺基酸、維生素 A、維生素 C、維生素 D 等。蜂蜜的氣味芳
香可口，具有強健體魄、提高智力、增加血紅素、改善心肌等作用。
從營養和保健價值來看，蜂蜜不僅是滋補、益壽延年之品，它還是治
病的良藥。

在秋冬季節，早上喝杯淡鹽水可以稀釋一覺起來很黏稠的血液，

而且有一定的消炎作用，潤腸胃通大便；晚上喝蜂蜜水有助於美容養顏，並補充各種微量元素。因此，更科學的飲用方法是把蜂蜜水留在晚上喝，而早上起來喝一些淡鹽水。將兩者結合到一起喝會有互補的作用。因為蜂蜜中鉀的含量較高，這樣有助於排出體內多餘的鈉。

食材雙面刃：

喝鹽水和蜂蜜的時候也要注意：鹽中含有大量的鈉，容易引起血壓升高。因此，鹽水的濃度要低，一百毫升水中食鹽含量最好不要超過零點九克。急性腎炎、肝硬化腹水、水腫患者最好以白開水代替鹽水，以免加重腎臟和心臟負擔。蜂蜜中含糖量較高，糖尿病患者不宜服用。此外，空腹喝蜂蜜水容易使體內酸性增加，時間長了就會胃酸過多而得胃潰瘍或十二指腸潰瘍等病。建議在晚餐後一小時後喝蜂蜜水，如果本身腸胃功能不好的人最好是用三十度的水沖泡蜂蜜喝，否則容易引起腹瀉、腸胃炎等。

美味指南：

每天睡覺之前可取蜂蜜 10 ～ 20 毫升，用溫開水調服，不僅可以健脾和胃、補益氣血，而且還具有鎮靜、安神、除煩的作用。如果是患有高血壓、肝臟病、心臟病的患者也可在晚上飲 1 杯蜂蜜水，對上述疾病都有一定的療效。如果用丹參、何首烏各 15 克，水煎取汁，沖蜂蜜 1 湯匙內服，功效更佳。用蜂蜜 30 克，精鹽 3 克，加入冷開水調勻，每天早晚上各服 1 次，有良好的潤腸通便作用，尤其適宜於老年人、體弱者及病後有便祕的患者服用。

47. 早餐跟不上，腦力會下降

經典這樣說：

朝不可虛，暮不可實。

———《壽世祕典》

現代人由於忙於工作，往往會忽略早餐，這對於健康是極為不利的。要知道，早餐是一天營養的主要來源，也是一天當中最不容易轉變成脂肪的一餐。科學家發現，吃高蛋白早餐孩子成績要優於吃素食早餐者，而對於那些不愛吃早餐者，他們的學業成績通常很一般。現在的學生來說他們的學習任務非常重，如果忽視了早餐，既影響孩子的學習，又會引起多種疾病的發生。

研究表明，不吃早餐使人容易罹患胃炎、胃潰瘍等消化道疾病，同時還會降低大腦正常的運輸功能，影響人的大腦發育；如果不吃早餐，體內的膽固醇的含量會大大的增高，會導致血容量減少、血液黏稠度增高，形成微小血栓，容易在狹窄的動脈裡形成血凝塊阻塞血管。倘若長期不吃早餐還容易患膽結石，導致自律神經失調、內分泌失調，進而引起慢性臟器功能失調。雖然人體的代償能力很強，但這種代償能力畢竟是有限的，如果長期不吃早餐必定會對我們的身體造成傷害。

生活中很多人的早餐習慣吃些包子、豆漿、雞蛋、牛奶、油炸食品等。雖然這些食品含有豐富的蛋白質、脂肪及碳水化合物。但他們均含硫磷元素較多，都屬於酸性食物，而蔬菜不僅含有 β- 胡蘿蔔素和

多種水溶性維生素，還含有很多的鈣、鉀、鎂等營養成分，因此屬於鹼性食品。

如果人體內酸性食物在膳食中過量，就容易導致血液偏酸性，會使血液色澤加深，黏度增大，引起體內生理上酸鹼平衡失調，常可出現缺鈣的症狀。因此，如果能吃點含鹼性物質較多的蔬菜、水果，就能達到營養素及膳食酸鹼的平衡。

一頓科學的早餐應以低脂肪和低糖為主，選擇豬瘦肉、蔬菜、水果或果汁牛奶等含蛋白質、維生素及微量元素的食物，再補充一些穀物或麵食為佳。

食材雙面刃：

早餐既要能提供足夠的熱量，又要能活躍大腦的思維功能。早餐一定要吃好，最好搭配一些新鮮蔬菜。一般要鹹甜搭配，要吃水果或喝果汁。早餐有兩種食物不可多吃，一種是以碳水化合物為主的食品，因為含有大量的澱粉和糖分，進入體內之後合成更多有鎮靜作用的血清素，致使腦細胞活力受限制，無法最大限度動員腦力，使工作和學習效率明顯下降。另一種是蛋黃、煎炸類高脂肪的食物，因攝取脂肪和膽固醇過量，因而會導致腦細胞缺氧，使人頭暈腦脹，思維遲鈍。

美味指南：

1. 兒童的早餐要補充豐富的蛋白質和鈣質是相當重要的。要少吃些含糖量較高的食物，以防引起齲齒和肥胖。一般情況下，兒童的早餐通常以一杯牛奶、一顆雞蛋和一兩片麵包為最佳。

2. 因為青少年時期身體發育較快，常常是肌肉與骨骼一同生長，所以青少年的早餐特別需要補充足夠的鈣、維生素 C、A 等營養物質來幫助身體的生長發育。最合適的早餐是一杯牛奶、一個新鮮水果、一顆雞蛋和二片麵包。

3. 中年人工作壓力相對較重，為減緩中年人的衰老過程，飲食既要多吃些含有豐富的蛋白質、維生素、鈣、磷等一些食物，同時也要保持低熱量、低脂肪的攝取。

附錄： 「還原食物」因擁有 β- 胡蘿蔔素以及超氧化物歧化酶等成分，可以有效防止腦血管的病變而保護大腦，無疑是腦力勞動者的必吃食物。

這些食物包括：菠菜、韭菜、南瓜、蔥、胡蘿蔔、番茄、小青菜、花生、核桃、開心果、松子、大豆等食物。

48. 飯前喝湯有益健康

經典這樣說：

　　湯如同一束使人心醉的鮮花，是對生活的一種安慰，能清除人們由於緊張或不愉快帶來的疲勞和憂愁。

——法國廚師路易·P·貝高易

　　中醫重視湯的祛病養生作用，認為喝湯是保持和恢復體力的簡便有效的方法。它能使體弱者得以增進健康，使健康者更加強壯。

　　在民間也流行這樣一種說法：「飯前先喝湯，不用醫生開藥方」，這是因為人的口腔、咽喉、食道和胃，猶如一條通道，是食物必經之路。在吃飯前，如果我們先喝幾口湯，就等於給消化道加點「潤滑劑」，使吃飯時食物能夠順利下嚥，防止乾硬食物刺激或損傷消化道黏膜。

　　還有人認為，「飯前喝湯，苗條健康」。廣東人便是最好的例子，他們最愛喝的就是老火靚湯。飯前一碗湯，湯到胃裡，透過迷走神經反射到腦幹的食慾中樞，就能使食慾中樞興奮下降，食量就自動減少三分之一，而且吃飯速度會變慢。如果沒有湯，你就夾點菜用開水沖一沖變成湯，先把這湯喝了，立刻就會使食慾下降。

　　如果飯前沒有喝湯的習慣，吃飯時也不喝湯，那麼飯後就會因胃液的大量分泌使體液喪失過多而產生口渴，這時候再喝水，就會沖淡胃液，影響食物的吸收和消化。此外，飯前喝湯還可以減少食道炎、胃炎等病症的發生。

食忌 101
必懂的日常飲食密碼，補品跟毒藥只有一口的距離

　　在生活中，有些人在吃飯時將乾飯泡湯吃，認為這跟飯前喝湯沒什麼區別。其實，這樣的做法是不對的。因為用湯水泡飯由於飽含水分，鬆軟易吞嚥，在吃的時候往往不願意咀嚼，甚至不經唾液的消化過程就把食物直接吞嚥下去了，這就會增加胃的負擔，時間久了就容易導致胃病的發生。由此看來，用湯泡飯還是不可取的。

食材雙面刃：

　　飯前喝湯也要因人而異。通常情況下，人體經過一夜的睡眠後，水分損失比較多，這時候要適當補充些水分，對人體有利。此外，進湯時間應在飯前二十分鐘左右為好，吃飯時也可緩慢少量進湯。總之，進湯要以胃部舒適度為益。

美味指南：

1. 菠菜冬粉湯
新鮮菠菜、冬粉各 100 克，調味料少許。先將菠菜洗淨去根，切成段；油鍋置旺火上燒熱後，菠菜略微炒幾下，放入少許鹽，加入適量的清水，然後煮開後加入冬粉，燒幾沸，出鍋前加入雞精，淋上香油即可。

2. 菜葉蛋花湯
嫩菜葉 25 克，雞蛋 3 顆，黃酒 15 克。將雞蛋磕入碗中，加入黃酒、精鹽攪勻；鍋置旺火上，倒入清湯，放入嫩菜葉煮沸，放入黃酒、精鹽、醬油、味精，倒入蛋液，待其再煮沸時，淋入熟雞油即可。

49. 吃粽子也有講究

經典這樣說：

若食不宜之物，則動宿病，使四大違反。

——《小止觀》

端午節吃粽子是一種傳統習俗。人們很喜歡吃粽子，面對各種各樣的粽子什麼肉餡、水果餡、棗仁餡、栗子餡等真是眼花繚亂，讓人感覺到不知吃什麼樣的才好，吃多少才好。

中醫認為，包粽子時用的蘆葦葉及荷葉都是清熱解暑之良藥，由於苦夏難耐，很多人會發生上火、中暑等現象，而此時吃一些粽子，會有效緩解這些現象的發生。另外，由於棗味甘性溫，有補中益氣、養血安神的功效；栗子具有補氣健脾、益腎的功效，因此，如果在包粽子時選擇紅棗或栗子做餡，可謂是粽子中的「極品」。但是，粽子雖然是節日當中的鮮品，但吃得不當也會傷害到我們的健康。

醫學專家指出，以糯米為主料的粽子不宜在胃腸內消化，會刺激體內胃酸的分泌，可能導致慢性胃病、胃潰瘍的發生。過量食用會傷脾胃從而引起腹脹、腹瀉等症狀。因此，老年人、兒童及消化功能不好的人群不可貪吃粽子。即便是那些脾胃功能強健者，也應適可而止。

此外，有些粽子中的肥肉和五花肉含飽和脂肪，食用之後會使體內當中的脂肪和膽固醇增高，阻塞血管，容易引發中風和心臟病。其他一些肉粽子和豬油豆沙粽子所含脂肪也較多，屬於油膩食品。患有

高血壓、高血脂、冠心病的人吃多了，就會增加血液黏稠度，影響血液循環，容易加重心臟負擔和缺血症狀，而且還會會誘發心絞痛和心肌梗塞等。

對於那些有胃病的人來說，吃粽子最好選用白米粽子，不要蘸糖，不要吃得太甜；對於患有膽結石、膽囊炎和胰腺炎的病人，建議不要吃肉粽、蛋黃粽，這些過於油膩、蛋白質和脂肪過高的粽子，可能引起消化不良、脹氣，使疾病急性發作。這些病人一定要記住少油、少鹽、少糖等食用方法。為了保持營養平衡，最好在吃粽子的同時搭配青菜和水果等多纖維的食品，這樣就可以有效避免腸胃不適的症狀了。

食材雙面刃：

吃粽子的同時最好喝一杯茶水，或配上一碗清淡的湯，如冬瓜、竹筍、絲瓜湯等，最後再來點水果，這樣可增加纖維質的攝取，即可達到均衡的營養。吃粽子時，有的人喜歡沾番茄醬、甜辣醬等一些調味料，但這些食物都屬於鈉含量較高的調味料，所以對血壓高或有心血管疾病者極為不利。總之，吃粽子應有所節制，若食後感覺到胃部不適，也應立即停止食用，以防損害我們的身體健康。

美味指南：

1. 一定要注意粽子的保存溫度，吃不完的粽子要放到冰箱裡，但冷藏時間最好不超過 3 天，如果能擺在冷凍庫是最恰當不過的了，但也不要超過兩週，吃之前再加熱就可以了。
2. 粽子剝開後如有黏絲，說明粽子可能是放很久了，這樣的粽子

不新鮮，所以不宜吃。

3. 包粽子時，調味料最好少放一些，或盡量以後腿肉或蒟蒻取代五花肉、可用板栗取代蛋黃，也可加入胡蘿蔔配色，這樣會增加粽子當中的纖維質，或將糯米混加普通粳米，這樣也會增加粽子的纖維含量。

附錄： 粽子的營養主要是以熱量為主，其次為蛋白、脂肪與碳水化合膳食纖維；其熱量依其餡料不同有所差別。如果以二十歲左右成年人一天所需的營養來說，粽子的熱量大多偏高，高纖維普遍不足，量少為宜。

50. 美味火鍋健康吃

健康人不知道健康的珍貴，只有病人才知道——這是醫生的格言。

————英・卡萊爾

到了秋冬季節，很多人都非常愛吃火鍋，可是火鍋吃了一次次，但真正懂得如何吃火鍋的人並不多。經常有人因吃火鍋而發生意外，如燙傷、一氧化碳中毒等。因此，在吃火鍋時，除了一些意外燙傷外，還要注意預防疾病。那麼，到了秋冬季火鍋該怎麼吃呢？

據報導，有三種嚴重的寄生蟲病——旋毛蟲病、條蟲病和囊蟲病都可能透過火鍋傳播疾病。不乾淨的豬肉片和牛肉片裡很可能含有這三類寄生蟲。目前，雖不能肯定羊肉裡是否含有旋毛蟲、條蟲和囊蟲，但也曾有報導有人因吃涮羊肉而感染旋毛蟲病的事件。如果患了寄生蟲病，就會感覺渾身乏力，肌肉酸痛，身體浮腫，有時候腳踏地面都會有刺痛的感覺。所以，我們在吃火鍋時，一定要注意肉類的清潔衛生，特別是涮豬肉片、牛肉片時，一定要涮熟後再吃。

在秋冬季，口腔疾病患者在愛吃火鍋的人群中比例會有所增加。這是因為火鍋濃湯的溫度相當高，食物如果以較高的溫度入口，必然會破壞口腔黏膜，引發口腔潰瘍等口腔疾病。

營養專家還指出，很多火鍋愛好者在食用火鍋時喜歡味道鮮美的海鮮、動物內臟、蘑菇等食物，但實際上以動物內臟、蝦、貝類、海

鮮、蘑菇等為原料的火鍋中都大量含有一種有機化合物——嘌呤，而大量進食嘌呤含量高的動食物易導致痛風發作。也有些人錯誤的認為只喝湯不吃肉就沒事，其實，肉湯內所含的嘌呤物質比正常飲食要高出三十倍，易導致體內嘌呤代謝產物尿酸升高，喝酒很容易使體內乳酸堆積，並抑制尿酸的排出，這就是那些經常吃火鍋的人易患痛風的主要原因。

有人說，為了合理利用各種食物的營養，吃火鍋時一定要有順序，如先喝果汁，再吃蔬菜，最後再涮肉。吃火鍋時最好將肉類、蔬菜混合著吃，因為蔬菜裡缺少胺基酸，而肉裡所含的胺基酸正好可以彌補它，如果將兩種食品搭配到一起可使胺基酸和礦物質的吸收率明顯增高。若將兩者分開來吃，則吸奏效率可能會大大降低，同時也可能缺少一些營養素。

吃火鍋一定要去那些檢驗合格條件較好的火鍋店，這樣才能確保食用的安全性。

食材雙面刃：

愛吃火鍋的人每週最好吃一次為宜，不能連續吃；老年人、兒童、孕婦等人群和一些輕度高血脂症、糖尿病、高血壓的人要少吃；有重度病症的人也是不提倡吃火鍋的。為預防痛風，吃火鍋時盡量要少吃肉、多吃菜，吃肉時最好將肉在鍋內多涮一會，吃剩的湯也不要喝。對於那些患有腸胃病的患者在吃火鍋時要注意不要吃得過於辛辣，盡可能食用醬油、麻油等較清淡的調味料。吃火鍋後可飲一杯清茶，這樣不僅可解膩清口，而且還有清火的作用；但是在吃過大魚大肉的火鍋之後，不要馬上飲喝茶，應防止茶中所含的鞣酸與蛋白質結合，這

樣會影響營養物質的吸收和利用。

美味指南：

涮火鍋的時候，肉片是必不可缺的原料。無論羊肉還是肥牛，涮肉時應該越新鮮越好。我們在選擇新鮮肉片時，要盡量選擇那些切得薄一些的肉片，如果肉片切得太厚，涮鍋時不容易殺死殘留在肉中的寄生蟲蟲卵，會使潛藏於食物中的細菌、寄生蟲卵隨食物吞入胃腸從而導致疾病的發生。一般來說，當薄肉片在沸騰的鍋中燙 1 分鐘左右，肉的顏色由鮮紅色變為灰白色時才可以吃。另外，也可配些豆腐乳、麻醬、孜然等調味料，這樣就能放心吃上一頓火鍋了。

附錄： 均衡、營養、適量是健康飲食永恆不變的基本原則，可用簡單的 321 比例來檢測，也就是澱粉類：蔬菜：肉的比例應該是 3：2：1，麵、米飯屬於澱粉類，肉片、海鮮、蛋、豆腐都屬於肉類，菇類、葉菜類屬於蔬菜，我們在挑選火鍋小料時不妨依此原則來攝取各種食物的營養。

51. 營養牛奶健康喝

經典這樣說：

沒有什麼能比得上給兒童提供牛奶更重要的了。

———英·邱吉爾

　　牛奶是一種營養成分齊全、容易消化吸收的一種極好的天然食物。如今，牛奶幾乎成了人們生活中不可缺少的營養佳品，它特別適合兒童及老年人飲用。

　　英國著名的營養學家凱利·緬恩認為：處於生長發育時期的兒童，如果每天堅持喝適量的牛奶，是可以促使其成長得更快、更好的。

　　當人到了老年以後，人的身體的基礎代謝速率降低，消化能力和合成能力也逐漸下降，所需能量也相對減少了，此時對蛋白質和其他營養成分的需要則有所增加。牛奶中含有優質蛋白質和人體必需胺基酸；其鈣含量也非常高，而且與蛋白質相結合，有利於人體吸收。牛奶的這些營養特點正好能適應老年人的需要，從而成為老年保健的最佳食品。

　　儘管牛奶的好處多多，可是，人們怎樣喝牛奶更健康科學，大家也許並沒有注意。其實，如果牛奶飲用不當，很容易導致營養成分流失，造成不必要的浪費和損失。由此可見，喝牛奶也要講究得當。

　　首先，牛奶不宜冰凍保存後食用。在生活中，有些人圖方便，一次買上夠一星期食用的袋裝鮮牛奶，然後放入冰箱中冷凍起來，隨飲隨取。其實這樣做是不符合邏輯的。這種經冷凍的牛奶解凍後，會出

現凝固狀沉澱物，上浮的脂肪團味道明顯淡薄，並出現異常氣味，液汁呈水樣，營養價值明顯的降低。如果存放過久，還會出現食品衛生方面的問題。

此外，牛奶中不宜加入鈣粉。因為牛奶中的蛋白質主要是酪蛋白，當牛奶加入鈣粉後，酪蛋白就會與鈣離子結合，使牛奶出現凝固現象，在加熱牛奶時牛奶當中的其他蛋白也會和鈣發生沉澱，從而影響營養物質的吸收。而牛奶本身已含有豐富的鈣，且與牛奶中的其他成分保持合理的平衡狀態，正常情況下，一般不會發生沉澱。因此，大家在食用牛奶時，無須再加入鈣粉。

食材雙面刃：

以牛奶為主食的兒童，每天喝牛奶不要超過一千克，否則大便中會有隱性出血。喝過量牛奶的兒童還容易發生貧血病。老年人喝牛奶過多容易患白內障。此外，患感冒、潰瘍、膽囊炎、腸炎其他腸胃病者多喝牛奶會使病情加重。此外，有些人喜歡把牛奶和巧克力一起吃，這也是不符合邏輯的，牛奶和巧克力會使牛奶中的草酸生成草酸鈣，會導致缺鈣、腹瀉、頭髮乾枯，還容易導致骨折和尿路結石。

美味指南：

喝牛奶的最佳時間應在早餐前喝一杯牛奶較好，早餐的熱量供應占總熱量需求的 25%～30%，可以給一天的活力提供充分的營養保證。喝牛奶也可以在下午 4 點左右，晚餐前 1 小時左右喝。晚上休息前喝一杯牛奶，還有助於人體對其營養成分的吸收，還可達到催眠作用。

附錄： 每 100 克牛奶含蛋白質 3.5 克、脂肪 3.8 克、乳糖 4.6 克，還有多種
維生素和礦物質。

52 吃雞蛋也要當心

經典這樣說：

（雞蛋）動心氣，不宜多食。

—— 《食療本草》

雞蛋是人們日常生活中不可缺少是一種佳品。雞蛋營養豐富，經常吃雞蛋可補益身體。但是，吃雞蛋也是有講究的。

中醫認為，雞蛋性味甘平，歸脾、胃經，具有補肺養血、滋陰潤燥之功效，適用於氣血不足、熱病煩渴、胎動不安等症，是扶助正氣的常用食品。蛋白還具有清熱解毒、利咽潤肺、滋養肌膚的功能，可用於咽喉腫痛、心血不足、中耳炎、失眠煩躁等。

營養學家指出，雞蛋中含有大量的蛋白質及人體所需的多種胺基酸，容易被人體消化吸收。蛋黃內含有維生素、三酸甘油酯、膽固醇、核黃素及卵磷脂，並含有鐵和豐富的維生素 A，對神經系統和身體發育有良好的作用，可延緩老年人的智力衰退，改善記憶力。另外，雞蛋中的蛋白質對肝臟組織損傷還具有一定的修復作用。

由於雞蛋的蛋黃中膽固醇含量比較多，所以有一些人認為冠心病患者不宜吃雞蛋，害怕增加膽固醇。其實，並不是這樣的。醫學專家研究後得出結論：人體內膽固醇含量的高低，與吃雞蛋的並沒有直接關係的。人體內的膽固醇不僅是構成細胞的基本材料之一，而且還能生成幾種重要的激素。膽固醇對防治心腦血管病很有幫助，只是不可過量食用。

有專家指出，未煮熟的雞蛋不宜食用，因為蛋白中含有抗生物素蛋白，會影響食物中生物素的吸收，使身體出現食慾不振、全身無力、肌肉疼痛、皮膚發炎、脫眉等症狀。雞蛋中含有抗胰蛋白酶，它們會影響人體對雞蛋的蛋白質的消化和吸收。而未熟的雞蛋中這兩種物質都沒有完全被分解，這樣也會影響蛋白質的消化和吸收。而雞蛋在形成過程中會產生細菌，未熟的雞蛋不易將細菌殺死，容易引起腹瀉。因此，雞蛋要經高溫煮熟後再吃，未熟的雞蛋不要吃。

食材雙面刃：

雞蛋是高蛋白食物，如果吃得太多，可導致身體內代謝產物增多，這些代謝產物大多經過腎臟排除。兒童的腎臟發育還不健全，蛋白質攝取過多，會增加腎臟的負擔，會出現高氮質血症，影響兒童健康發育。所以，兒童每天吃一顆雞蛋為宜，最多不要超過 2 個。

美味指南：

吃雞蛋的方法很多，但最好以煮、蒸的為宜，因為其中的脂肪、蛋白和維生素不會受到破壞。煮雞蛋也要講究方法，如果煮的不得當，往往會使蛋清熟而蛋黃不熟；或是煮過頭了，把雞蛋煮開了花，這樣蛋白蛋黃都很硬，不利於體內的消化和吸收。正確的煮雞蛋方法是：先將雞蛋放入冷水鍋中慢火煮開，燒開後再改用小火煮約 2 分鐘。熄火後再浸泡 5 分鐘，這樣煮出來的雞蛋蛋清很嫩，蛋黃又不老。

附錄： 每 100 克雞蛋中含脂肪 11.6 克，蛋白質 12.7 克，大多集中在蛋黃中，以不飽和脂肪酸為多，脂肪呈乳融狀，易被人體吸收。

53. 像蝸牛一樣細嚼慢嚥

經典這樣說：

　　日進飲食，必須碎咬細齧，徐徐咽下，方不傷脾。食後懂行百步，用手磋康其腹，庶幾飲食可消。

———《醫學傳燈》

　　醫學史上曾經有這樣一段記載，有一位學者根據自己的理論親自進行試驗：他每餐不過三十口，但每口食物都要反覆咀嚼，直到嚼得很細很細才咽下肚。幾十年過去了，他雖然變得老了，然而他的健康情況明顯好於同儕。於是人們認為，細嚼慢嚥有益於人體的健康。

　　現代人的生活節奏越來越快，但在用餐時應以細嚼慢嚥為好。「夫勒拆氏咀嚼法」在曾經美國轟動一時，就深刻證明了這一點。夫勒拆是一位大富翁，因為其喜愛美食成癖，故而大腹便便，常有力不從心之感。後來他聽說細嚼有益，於是他就給自己規定：每頓飯必須咀嚼兩千次以上，時間應有三十分鐘。結果，他飯量減半，體重也從原先的九十多公斤減到七十公斤。他又一次感受到步履輕快的樂趣。看來，在如今快節奏的社會中，飲食上學點蝸牛的「緩慢哲學」對人體健康還是極為有益的。

　　現代醫學認為，細嚼慢嚥可以使唾液分泌量增加，唾液裡的蛋白質進到胃裡以後，會在胃裡反應，生成一種蛋白膜，對胃達到一定的保護作用。因此，吃飯時細嚼慢嚥的人，一般不易患消化道潰瘍病。

　　此外，細嚼慢嚥還能充分調節口腔的生理機能，可以促使牙齦表

面角質變化，加速血液循環，提高牙齦的抗病能力。由於食物在口腔中反覆咀嚼，牙齒表面便受到唾液的反覆沖洗，增強了牙齒的自潔作用，有助於防治牙病。不僅如此，細嚼能夠促進了臉部的肌肉活動，改善了局部的血液循環，提高了肌膚代謝活動，從而使臉部皺紋減少，臉色變得紅潤有光澤。

醫學家們發現，唾液中的氧化酶和過氧化物酶能消除某些致癌物質的毒性，當某些含有致癌物質的食物進入人體時，唾液就是人體的第一道防線。醫學家認為，中老年人之所以癌症發病率較高，與他們咀嚼能力較差有一定的關係。

據有關資料研究證實，人體的唾液腺在分泌唾液的同時，還會分泌出一種腮腺激素，這種腮腺激素可被身體重新吸收進入血液，它具有抵抗身體組織老化的作用。而細嚼慢嚥可以刺激唾液的分泌，在唾液分泌量增加的同時，腮腺激素的分泌與吸收也增加，從而達到延緩身體衰老的作用。

食材雙面刃：

日常生活中，很多人在進食時狼吞虎嚥，在每次進食的時候，最好每吃一口飯都能做到細細咀嚼；如果在進食前一小時吃一些水果，這樣更有利於提高免疫能力。也許這樣做會令很多年輕人感到難受，因為他們很難有這樣的耐性，但是為了你的健康一定要這樣做，養成習慣就好了。如果能長期保持這個好習慣，既能防病抗癌，又能健康長壽，可樂而不為呢！

食忌 101
必懂的日常飲食密碼，補品跟毒藥只有一口的距離

美味指南：

剛開始如何鍛鍊自己細嚼慢嚥呢？下面的方法大家可以試一試：

1. 要有充裕的時間：每次用餐時間至少二十分鐘以上。
2. 心情放輕鬆：充裕的時間之餘，還要有輕鬆用餐的心情。
3. 選擇好食物：學習細嚼慢嚥的開始，可以先選擇一些耐嚼度較高或是含纖維比較豐富的食物，例如全麥麵包、雜糧麵包或是牛蒡、西洋芹等。
4. 單邊牙齒咀嚼：用單邊的牙齒咀嚼食物，可以減慢吃飯的速度，而且還會因為嚼得太累而放棄想吃東西的欲望。

附錄： 細嚼慢嚥，每口飯咀嚼三十次，大約在三十秒鐘，這樣有助於消除食物中的致癌物。

54. 老年人早餐要晚吃

經典這樣說：

善養性者，先饑而食，食不過飽，飽則傷神。

——《攝生要錄》

早睡早起身體好，是很多老人的養生之道，每天早晨五、六點起床，早早就吃完了早餐，然後就去忙著去鍛鍊。其實老年人早餐過早並不符合邏輯，時間過長，還有可能會導致腸胃疾病的發生。

現代醫學研究認為，早晨是人體處於自然循環的代謝階段，清晨人體血液中一片混濁，前一天的代謝產物需要清除，如果過早進食早餐，有可能會使這種自然循環受到干擾。因為人體經過一夜睡眠，絕大部分器官得到了充分休息，但消化系統夜間仍在繁忙的工作著，消化吸收存留在胃腸道中的食物，一般在早晨期間才會處於休息狀態，至少需要兩～三小時後，消化系統才會慢慢恢復到正常的代謝功能。如果老人早餐吃得過早，就會干擾胃腸的正常休息，加重消化系統的負擔。那麼，老年人的早餐如何安排呢？營養專家建議：老年人的早餐最好安排在早晨八點半至九點之間比較適合，但早餐不可過量。

另外，老年人在早晨醒來之後也不要馬上起床，早晨醒來後不要馬上起床，因為老年人椎間盤比較鬆弛，這時突然由躺臥位變為站立位，不僅容易扭傷腰背部，而且還可能影響到神經系統。對於那些患有高血壓、心臟病者如果突然改變體位，還可能發生意外。老年人醒來後，可在床上伸伸懶腰，舒展一下四肢的關節，然後在床上平躺

159

十五～三十分鐘之後，再慢慢起床。

　　老年人在每天早晨鍛鍊之前，要用涼開水或淡鹽水漱口，然後再飲用適量的溫開水清理腸胃中的垃圾，而且喝溫水對於便祕、神經衰弱、胃腸消化不良及痔瘡、頭痛等慢性病症，都有一定的治療作用。早晨喝杯溫開水還能增加熱量、擴充血管壁，使身體的新陳代謝恢復到旺盛狀態，有利於提高白天的學習和工作效率。

食材雙面刃：

　　早晨，由於體內的脾臟機能較不發達，而此時人的食慾也會隨之下降，沒有什麼胃口，老年人更是如此。因此，老年人早餐不宜進食油膩、煎炸、乾硬以及具有刺激性的食物，否則極易導致消化不良。老年人早餐可以多吃一些容易消化的溫熱柔軟食物，如牛奶、豆漿、麵條、餛飩、米粥等食物。另外，老年人早餐不宜過量，否則會超過胃腸的消化能力，食物不能被消化吸收，久而久之，會使胃腸功能發生障礙而引起胃腸疾病。

美味指南：

很多老年人的早餐免不了要吃一些麵包、饅頭、糕點和餅乾等一些乾製食品，在吃這類乾製食品時，最好一邊吃一邊喝些水、豆漿或牛奶之類的飲品，這樣不僅有利於胃腸消化，而且還能有效預防某些心腦血管疾病的突發。

55. 三十、四十這樣吃

經典這樣說：

凡人年四十已下，不宜全食補丸散，為陰氣尚未足，陽氣尚盛之故也，特宜慎之。

————《雲笈七籤》

在人生旅途當中，中年是人生創造的成功的高峰時期。常言道：「人到中年百事忙」，中年人是家庭的棟梁，是工作中的菁英。然而，在三十與四十之間，也是這些人「病機四伏」的年代。

為了抵抗身體衰退，預防各種疾病的侵害，中年人除了平時適當減壓和進行體育鍛鍊外，合理安排飲食也是很重要的。那麼，中年男人如何吃好喝好，遠離「亞健康狀態」呢？

從飲食方面講，中年人的飲食，除科學安排好一日三餐，並注意平衡膳食外，尤其要注意控制總熱量，避免肥胖症、糖尿病、高血壓、心血管疾病等。要嚴格控制脂肪的攝取量，減少飽和脂肪酸的攝取，每天不超過五十克。

平時可以適量補充蛋白質，一般每天攝取蛋白質應七十克～一百克之間，其中至少三分之一為優質蛋白，如乳製品類、瘦肉、魚、雞蛋、豆製品等，以維持細胞功能和修補體內的組織。還要多吃些新鮮蔬菜和水果，以保證多種維生素的補充。這樣即可使身體保持活力，而且還能預防便祕。

此外，中年人飲食要有節制，定時定量，以免引起消化功能紊亂

而損害健康。要戒除一些不良好的生活習慣，如吸菸、飲酒，要知道它們是誘發多種疾病的「罪魁禍首」。

當然，對於中年人來說，膳食纖維也是不能少的。膳食纖維主要作用在於加強腸蠕動、排除體內毒素、降低膽固醇，有降壓和預防結腸癌的作用。人吃了富含膳食纖維的食物會有飽脹感，從而減少食量達到減肥的作用。富含膳食纖維的主要食物有麥麩、全麥麵包、高麗菜、馬鈴薯、胡蘿蔔、蘋果、萵筍、芹菜等。

總之，人步入中年後應注意自我保健意識，要把健康身體看成自己的財富，對自己的身心健康應加倍負責與保護。

食材雙面刃：

中年人在疲勞的時候不宜將雞、魚、肉、蛋等混到一起大吃一通。因為疲勞時人體內酸性物質積聚，而肉類食物屬於酸性，會加重疲勞感。除了在飲食方面，中年人在緊張勞動後，還應保證充足的睡眠，每晚六～八小時安靜的睡眠，可保持睡覺與醒覺之間的平衡；身體疲勞後可以用腦力勞動來調整，精神疲勞可進行體力活動調節，以保持精神與軀體之間的平衡。

美味指南：

人到中年，身體便會開始衰弱，生理由盛向衰。要消除和減輕這種危機則要關注養生保健各個環節，飲食調理亦很重要，不但要做到飲食有節，營養平衡，還要重視「食補」環節。

1. 堅果：堅果中的果實，如核桃仁、松子仁含有豐富蛋白質及不飽和脂肪酸等，有益於增強體質及預防動脈粥狀硬化，長期服食可延年益壽，中年人可將這些食品作為飯後茶點來吃。

2. 藻類：紫菜、海帶等藻類食物，含有藻膠酸、海帶胺酸、鉀、磷、鈣、β- 胡蘿蔔素和維生素 B1、B2、C、P 及多種胺基酸，具有軟化血管、預防冠心病、腦動脈硬化、腫瘤等作用。藻類食物中還含碘，可預防碘缺乏症，有利於能量代謝。

3. 海水魚：有降血脂的功效。臨床研究表明，多食者其血液脂肪濃度降低。有預防動脈硬化及冠心病的作用。

4. 橘子：可以提高肝臟的解毒能力，加速膽固醇的轉化，降低血清膽固醇和血脂的含量。

56. 瘦人增胖的營養妙招

經典這樣說：

若以強者而滋養得宜，豈不更壽？弱者而飲食不佳，豈不更夭？

———《景岳全書》

近年來，對於身體過胖的人已經有了很多行之有效的減肥辦法。相反，對於那些偏瘦的人，透過科學的飲食調理也是可以變胖的。

中醫認為，體瘦多因脾胃功能低下，氣血不足所致。脾為後天之本，氣血生化之源。脾胃健，氣血盛，則肌肉豐腴，肢體強勁。反之，則身體會消瘦，肢軟乏力。

通常情況下，體重過瘦與遺傳因素有一定的關係，同時，一些情緒容易亢奮的人，由於內分泌的影響就可以加速熱量的消耗。有些人由於工作緊張或生活方面的壓力，結果可能是漏掉一餐或者食慾不振，一次損失上千卡的熱量自然不在話下，如果長期如此下去一定會變得很消瘦。

那麼，較瘦的人如何變胖呢？要想增肥，首先應當作到科學增肥，為健康增肥。首先，在飲食方面應增加膳食的攝取量，增加自己的體重，這時應選擇一些體積小、熱量高的食物，如豆腐、肉類、牛奶等。膳食纖維食品應豐富多樣，而且還要改掉不挑食，不偏食的習慣，飯菜要做到美味可口。在攝取足夠蛋白質的情況下，可多進食一些含脂肪、碳水化合物（即澱粉等）較豐富的食物。這樣，人體內多餘的能量就可以轉化為脂肪儲存於皮下組織，使瘦弱的人變胖。

其次，較瘦的人還應適量加餐。每天上午可以吃一小碗甜藕粉，晚上臨睡前再喝一杯鮮牛奶。另外，選擇主副食時應多樣化，每餐要做到葷素搭配。據有關專家研究證實，身體消瘦的人，早晨，中午應攝取一千卡熱量，晚上可以適當改為兩千卡，經過一段時間後，體重會有明顯的增加。這是因為人體內有一種調節糖代謝的激素物質——胰島素，在二十四小時內有顯著差異，早晨含量比較低，到了晚上會達到最高數值。體內胰島素含量高時多進食，能使葡萄糖加速利用或轉為糖原或脂肪。

食材雙面刃：

如果人們發現自己的體重過輕或身體過於消瘦，首先要去醫院檢查一下是不是某些疾病的影響，如甲狀腺、糖尿病、腎上腺、消化系統等疾病，如果患有這些疾病那麼很容易造成體重過輕。只有排除了這些疾病的情況，才可有效實施我們的增肥計畫。

美味指南：

山藥粥

山藥、起司、白糖各適量。其製作方法有兩種。一種是將鮮山藥洗淨，搗成泥狀，待用；將粳米清洗乾淨，入鍋內煮粥，待粥熟時加入山藥泥拌勻，然後調入起司、白糖即可食用；另一種方法是，將山藥晒乾研成粉，每次取 30 克，加入適量的冷水調勻，置於火上，用文火煮熟，不斷攪拌，煮沸後取下，加入起司、白糖即可食用。因為山藥性味甘平，具有補虛贏、長肌肉、潤皮毛之功效，是美容之妙品。起司有養肺潤膚、養陰生津之功效。兩者合用，具有健脾胃的作用，對於虛瘦者是難得的佳品。

附錄： 較瘦的人在平時的體育運動也是必不可少的，這樣可以改善食慾，還
能使肌肉更加強壯。人體的肌肉如果長期得不到鍛鍊，就會出現肌纖
維相對萎縮，變得薄弱無力，人就會變得瘦弱。此外，保持良好的情
緒也極為重要。

57. 莫為吃味精顧慮重重

經典這樣說：

健康當然比金錢更為可貴，因為我們所賴以獲得金錢的，就是健康。

——詹森

味精是我們日常生活中經常使用的調味品之一。由於味精能給我們帶來鮮美的味道，它源於自然，又是人體所需要的，在營養和保健方面對人們的健康也有一定的益處。

味精的學名是麩胺酸鈉。目前味精生產大都以玉米、粳米、小麥等糧食為原料，透過微生物發酵生產出麩胺酸鈉。日本最早的味精稱「味之素」，是從海帶汁中提取出麩胺酸而製成的。

經過科學事實證明，當味精進入人體以後可以完全被人體消化吸收，在肝臟中麩胺酸的代謝作用下，轉化成的丙胺酸可以參與到正常的新陳代謝中，不會發生沉積。此外，味精在進入人體代謝的過程中可以生成麩胺酸。人體當中含有百分之十七是蛋白質，而蛋白質的百分之二十又是麩胺酸。因此，味精不僅能達到調味作用，還可以提供人體所需的麩胺酸，在葡萄糖供應不足時，麩胺酸還可提供人體內所需的能量。

一直以來味精是否致癌，也是人們不斷爭論的話題。現在，科學研究已經證實，味精不會致癌。但需要注意的是，由於味精中含鈉，當人們食用過多的味精時，它可能會超過身體的代謝能力，甚至會導

致血液中的麩胺酸的含量增高，從而限制人體對鈣、鎂等多種礦物質的利用。這樣會誘發老年人患高血壓、水腫、腎病等多種疾病。

另外，麩胺酸可以與血液中的鋅結合，生成不能被利用的麩胺酸被排出體外，這樣會導致人體缺鋅，而鋅是嬰幼兒身體和大腦發育的重要營養素，因此，嬰幼兒和正在哺乳期的母親應禁食或少食味精。

食材雙面刃：

由於味精在高溫時會分解成有害物質，因此，在烹飪時，最好在出鍋之前在放入味精。這樣，就不會破壞味精的鮮味特性。如直接放入味精，會使溫度降低而不易溶解，此時鮮味不能直接發揮出來。如果菜餚需勾芡的話，味精投放時間應在勾芡之前。

美味指南：

科學食用味精，在烹調中要注意以下幾點：
1. 對於用高湯烹製出的菜餚，一般不需要使用味精。因為高湯本身已具有鮮、香、清的特點，使用味精會掩蓋其原味，這樣會使菜餚失去鮮美的口味。
2. 對酸性強的菜餚，如，糖醋、醋溜之類的菜餚，不宜使用味精。因為味精在酸性環境中不易溶解，酸性越大溶解度越低，因此鮮味的效果反而越差。
3. 在含鹼性原料的菜餚中不宜使用味精，因為味精遇到鹼會化合成麩胺酸二鈉，會產生氨水臭味。

附錄： 味精使用時應掌握好用量，如投放量過多，會使菜中產生苦澀的怪味，造成相反的效果，每天不宜超過 6 克，每道菜不應超過 0.5 毫

克。每日攝取味精的量也應有所限制，每千克體重應不超過 120
毫克為宜。

58. 涮羊肉好吃勿喝湯

經典這樣說：

飲食不節，以生百病。

——《養生論》

涮羊肉是大家喜歡吃的一種食品。尤其是到了秋冬兩季，幾個人圍坐到一起吃上一頓熱呼呼涮羊肉，那種感覺真的是很溫暖。有些人在吃完後還會習慣性的品嘗一些羊肉湯，雖然肉好吃，但是涮過羊肉的湯卻不建議喝。

很多人都認為涮羊肉火鍋湯裡含有羊肉、海鮮、蔬菜等食物。他們覺得這些物質不但營養豐富，且味道又鮮美可口，對身體健康一定會有很多益處，所以就會盲目的喝些肉湯。然而恰恰相反的是，同一鍋的湯經過高溫加熱，反覆煮沸之後，大部分營養豐富的物質早已經被破壞掉了，同時還會形成對身體有害的一些有毒物質。這些物質結合到一起之後，彼此之間又會產生大量的嘌呤，火鍋中的嘌呤含量顯然要比肉類高得很多，當這種嘌呤物質進入體內經肝臟分解後，會生成尿酸，過多的尿酸堆積到血液當中會導致痛風病和高血壓的發生。

此外，吃火鍋時要將肉和蔬菜煮熟之後再吃。但是，有些人還沒等肉和蔬菜煮熟就著急吃下肚了。他們認為這樣即營養又鮮嫩。其實這是不符合邏輯的，因為未熟的食物中的寄生蟲卵和細菌還沒有被完全殺死，這樣一來對我們的健康是非常有害的。

58. 涮羊肉好吃勿喝湯

食材雙面刃：

用羊肉涮火鍋也不是人人都可以吃的：患有流行性感冒或急性腸炎、菌痢，以及一切感染性疾病發熱者應忌食；患有高血壓，或平時肝火偏旺，虛火上升者，忌食羊肉，否則會引起頭暈症狀；另外，由於春夏兩季陽氣偏盛所以這時也要忌食羊肉。

美味指南：

下面向大家推薦幾個吃火鍋的方法：

1. 吃火鍋時應該多放些蔬菜。因為，蔬菜當中含大量維生素及葉綠素，它們可消除吃肉之後油膩感，還可補充體內維生素的不足，同時還具有清熱解毒的功效。

2. 吃火鍋時可以適量放些凍豆腐。豆腐是含有石膏的一種豆製品，在火鍋內適當放入豆腐，不僅能補充多種微量元素的攝取，而且還可發揮石膏的清熱瀉火、除煩、止渴的作用。

3. 吃火鍋時也可以放點生薑。生薑能調味、抗寒，火鍋內可放點不去皮的生薑，因薑皮辛涼，有散火除熱的作用。

4. 吃火鍋後要喝一杯清茶。這樣不僅可解膩清口，而且還有清火作用，但在吃過大魚大肉的火鍋後，不宜馬上飲茶，以防茶中鞣酸與蛋白質結合，影響營養物質的吸收及發生便祕。

5. 吃火鍋時應吃些水果。一般來說吃火鍋三、四十分鐘後可吃些水果。水果性涼，有良好的消火作用，餐後只要吃上一兩個水果就可有效防止「上火」的症狀。

附錄： 每 100 克羊肉中，除水分外，含有蛋白質 17.3 克，脂肪 13.6 克，碳水化合物 0.1 克，灰分 1 克，鈣 15 毫克，磷 168 毫克，鐵 3 毫克，膽固醇 70 毫克，以及少量的硫胺素、核黃素、菸酸等。

59. 光喝粥反而不利於消化

經典這樣說：

雖飯粥亦不可飽，恆言「吃得三碗，只吃兩碗」。

——《醫學入門》

隨著現代社會競爭的日益激烈，人們的工作壓力也隨之不斷的增大，每天都忙忙碌碌的。這時人們會忽視自己的飲食健康，大多數人在用早餐和宵夜的時候往往會選擇稀粥當作主食，他們覺得喝粥既快又好消化。營養學專家卻這樣指出，光喝粥並不利於消化，應該適當加些米飯來食用。

我們知道，人們在進食的過程中，充分的咀嚼可以促使口腔內唾液分泌，唾液中所含的酶是消化食物的主要成分之一，而那些愛喝粥的人大多不會用心咀嚼，這樣一來也就不會有足量的酶產生。如果吃太多的粥，會使胃部膨脹、蠕動速度會迅速減慢，很容易導致胃下垂。所以，吃粥極不利於有胃病和易患胃病的上班一族。還有，同樣體積的稀粥和乾飯相比，顯然稀粥所提供的熱量要比乾飯低得多，這樣吃粥不但難以解除饑餓，長期食用下去還會引起營養不良。

因此，我們在進主食時最好是吃點米飯之後再喝點粥。乾飯進入胃裡要不斷進行攪拌混合，這時喝些稀粥可以潤滑胃壁的張力，能促進食物的混勻，達到保護胃黏膜的作用，如果在飯後喝一些稀粥還能達到沖刷食道的作用。需要注意的是，大家在吃飯時一定要細嚼慢嚥，進食時每口不要吃得太多，如果吃得過多就難以使唾液和食物充

分混合。這樣會給我們的腸胃帶來極大的損傷。

食材雙面刃：

專家認為，人的腸道內有數十種消化酶，不同的腸胃病患者可能缺乏不同的酶。因此，有些人適宜喝粥，有些人就未必能喝。粥的種類也是因人而異，不同的患者有不同的消化障礙，應該根據自己的具體情況選擇，最好是喝「白」粥，少喝「帶味」的粥，特別應該少喝容易導致胃酸的甜粥。

美味指南：

1. 荷葉綠豆粥

綠豆 30 克，鮮荷葉 15 克，粳米 100 克。先將綠豆去雜質，用清水清洗乾淨，入鍋內加清水適量煮粥，待粥快熟時加入清洗乾淨的粳米及鮮荷葉同煮成粥。每日 1 劑，分數次食用。本品有清熱解毒，消暑生津之功效。適用於暑熱感冒、胸悶、頭脹等病症。

2. 蘋果芹菜粥

蘋果、小棗各 30 克，鮮芹菜根 3 個。先將蘋果洗淨後連皮切碎，小棗洗淨，鮮芹菜洗淨，切碎，將三者一起入鍋加水煮粥，熟時加入適量冰糖即成。每日臨睡前服 1 次，以後隔日 1 次，3 個月為 1 個療程。有利於降壓減脂。

3. 雞肉粥

雞肉 200 克，粳米 100 克，米酒 15 克，雞湯 1500 克。將雞肉洗後切丁，將粳米清洗乾淨，炒鍋下麻油、蔥薑、炒出香味後，加入雞肉略炒，下入米酒，加入雞湯、粳米用大火煮開，轉用小火煮粥，加入鹽、味精、胡椒粉即可。本品溫中益氣，補精添髓。可用於虛勞羸粥，消渴、水腫、月經失調、帶下等症。

附錄: 粥和米飯、饅頭所含的糖分和蛋白質的吸收率不同,糖吸收率為:
粥 96.5%,飯 99.5%,饅頭 99.9%。蛋白質吸收率:粥 56.1%,飯
99.5%,饅頭 99.9%。

60. 運動後要少吃肉

經典這樣說：

香美脆味，厚酒肥肉，甘口而疾形。

———《呂氏春秋》

　　生活中，很多人在運動鍛鍊後由於體力消耗過大，經常會吃一些大魚大肉來補充。如一些雞肉、魚肉、豬肉等，他們認為以此補充營養，可滿足身體需要，以次來恢復體力。然而，恰恰相反，有些人食用這些食品不但不會收到消除疲勞的效果，反而會有全身肌肉發脹、關節酸痛、精神疲乏之感。

　　人們在體育鍛鍊之後，身體會覺得特別的疲憊、酸痛，這是因為人體內的糖、脂肪及蛋白質被大量代謝分解，在代謝分解過程中產生了大量乳酸、磷酸等物質。在運動過程中，身體需要更多的能量，但由於骨骼肌的耗氧量急劇增加，導致肌肉中缺氧，大量的糖經過氧化之後被限制了，使糖元的消耗及乳酸物質的生成都大大增加了很多，這樣促使人體內弱酸性物質受到了嚴重的破壞。因此，會出現肌肉酸痛及精神疲乏等現象。

　　在這種情況下，體內的酸性本來就很大，如果單純食用富含酸性食物比如含有豐富蛋白質和脂肪的魚類、肉類、蛋類、海產類、糧食類、啤酒等食物，不但不利於解除疲勞，還會增加血液酸化，減緩酸性代謝產物在體內的分解，從而使得疲勞的程度明顯加重。

175

其實，此時應該適量食用鹼性食物，比如豆類及豆製品；菠菜、萵筍、蘿蔔、馬鈴薯、蓮藕、洋蔥、海帶、蘋果等瓜果蔬菜海菜類；也可食用牛奶及乳製品類等。這些物質在體內代謝後生成鹼性物質，能防止血液向酸性方面變化，既能使疲勞盡快的消除，又能保持我們的健康。

食材雙面刃：

對於青少年來說，他們在運動後身體的生長發育需要足夠的蛋白質和糖類食物的補充，另外還有些運動如舉重、游泳、賽車等，也需要酸性食物。對於這些人，運動後不是不能吃雞、鴨、魚、肉等酸性食物，而是要少吃一些，要多吃一些鹼性食物。

美味指南：

運動後怎樣補充鹼性飲食呢？首先在飲品方面，最好是喝牛奶、豆漿、果汁、礦泉水或白開水等。其次在食物方面，最適宜於在勞動和鍛鍊之後吃的，莫過於海帶、豆腐、豆干和各種豆製品，還有新鮮水果及各種蔬菜，這些都是很好的鹼性食品。另外，可將芝麻與黃豆炒熟，加生薑絲和少許精鹽，用開水沖泡著吃，即可止渴，又可充饑。芝麻、黃豆、生薑都是很好的鹼性食品，吃了以後對降低血液中的酸鹼度和消除疲勞也是同樣有益處的。

61. 紅肉多吃會致癌

每食不用重肉，喜生百病，常須少食肉。

———《備急千金要方》

我們日常生活中所說的紅肉主要包括豬肉、羊肉、牛肉等一些肉類，這些食物是人類千百年來用來獲取熱量和營養的主要食物。但是，隨著科學技術的發展，近年來很多科學家們也對紅肉提出了質疑。美國哈佛醫學院的研究人員指出，吃紅肉會導致糖尿病的發生。最近還有資料表明，美國癌症協會的專家經過長期研究證實，吃太多的紅肉會致癌。

此項研究是由美國癌症協會的麥可·索恩等人來完成的。他們在一九八二～一九九二年的十年間，對十五萬美國人進行了調查，主要是從飲食習慣來進行調查的。根據吃紅肉的多少，這十五萬人被分成三組，看哪些人患直腸癌、結腸癌的機率較高。研究結果發現，吃紅肉最多的一組患直腸癌的幾率比吃紅肉最少的一組要高二倍，患結腸癌的幾率要高出百分之四十；而吃禽肉和魚肉多的人生病幾率最小。索恩等人認為，長期吃漢堡、香腸、牛肉及紅肉製品等，大大增加了人們罹患直腸癌和結腸癌的風險。

其實，過去就有研究表明，吃過多的紅肉會導致直腸癌和結腸癌這兩種癌症，但是由於研究資料並不一致，又缺乏對飲食習慣的長期觀察，因此，這個結論並不被大家所認可。美國癌症協會的研究是迄

今以來最全面的，所以得到了廣泛認可。

此外，歐洲科學家，對於那些每天吃兩份牛肉、羊肉、豬肉或火腿和鹹肉等紅肉製品者也進行了調查研究，發現這些人罹患腸癌幾率增加三分之一。世界衛生組織因此也呼籲人們多吃魚、少吃肉。不過研究人員表示，目前還並不清楚肉類食品中所含的哪些成分導致癌症。

專家們猜測，可能是由於紅肉裡的鐵在烹製過程中產生的一些有毒物質，以及紅肉在醃製過程中所產生的硝酸鹽及亞硝酸鹽等物質所導致的。研究還發現，當人們在食用這些肉類後，會有一種叫 N- 羥乙醯神經胺酸（Neu5Gc）的矽鋁酸的物質直接進入人體，這種物質被免疫系統識別為外來物質，從而引起有害的免疫反應，最終導致心臟病和癌症的發生。

食材雙面刃：

科學家研究指出，儘管癌症與遺傳因素有關，但百分之八十的癌症與包括膳食在內的環境因素有關，合理的膳食習慣可以預防絕大部分癌症。諸多的科學研究也表明，蔬菜、水果對人體起著始終如一的保護作用，有助於人體抵禦大部分腫瘤的侵害。特別是胡蘿蔔、番茄、十字花科蔬菜、大蒜、洋蔥、馬鈴薯、檸檬、葡萄、大豆、漿果類等，都是著名的抗癌蔬菜和水果。此外，吃少量肉時，盡量少吃白肉，要掌握減少危險的煮肉方法，最好用微波爐處理，用燉或水煮的方法所處理的肉產生致癌較物少，但是禁用炙烤或燻醃等方法處理。

美味指南：

想要讓肉食的營養不在烹飪過程中流失，就要掌握好營養烹製肉類的訣竅。

1. 留住凍肉營養：處理凍肉時要快速凍結，緩慢解凍，以免營養流失。因為快速凍結可以使肉中的水分被凍成小而均勻的冰晶，不至於破壞肌細胞膜的完整性。緩慢解凍時又能保證大部分肉汁被細胞重新吸收，可以有效減少養分的流失。

2. 加入蒜等調味料：在吃肉的同時可以吃一些蒜，肉中的維生素 B1 和大蒜中的大蒜素結合，可提高維生素 B1 在胃腸道的吸收率和體內的利用率。對促進人體的血液循環，消除身體疲勞，增強體質、預防大腸癌等具有積極的意義。

附錄： 每日吃肉量不要超過 500 克，可盡量吃白肉，少吃紅肉，每天吃肉量以 200 克為宜。

62. 早餐吃零食容易傷腸胃

經典這樣說：

養生之道，莫先於飲食。

———《翁山文外》

隨著社會的發展，人民生活水準的提高，快節奏的生活讓許多人把早餐看成可有可無，尤其那些上班一族為了工作有時根本就不吃早餐。然而健康專家指出，早餐不吃，或早餐只吃零食充饑的做法最容易損害腸胃健康。健康專家解釋說，早餐不吃主食會使人體缺少碳水化合物，時間長了就會造成人體營養不良。很多人為了方便省事，選擇吃零食來當作早餐。而一般的零食都是以乾品為主，而且是穀類比較多，但缺少優質蛋白。而我們的體內經過一夜睡眠已消耗了大量的水分和營養，到了清晨基本上處於半脫水狀態，體內各種消化液分泌也相對不足，如果這時吃乾品會使人難以吞咽，對食物的吸收和消化也極為不利。

專家指出，單純以穀物食品和麵包為主的早餐會使人在一天中精力不足，感到疲勞。因為碳水化合物雖然使人在短時間內充滿能量，但很快會使人再次感到饑餓，等到了中午，人的血糖水準會明顯下降，使人感到精神不振、倦怠、疲勞、反應遲鈍。另外，如果早餐吃零食也不能夠給身體補充足夠的營養素。

專家認為，要吃早餐，而且一定要吃好早餐。理想的早餐，應當有較多的糖類食物，同時還應有足夠的蛋白質和脂肪，尤其是蛋白質

很重要。經濟條件允許時，早餐可以吃 1 ～ 2 兩的主食，同時輔以半斤牛奶或豆漿，或一顆雞蛋、少量花生米、豆製品、醬肉等。

需要注意的是，優酪乳不適合早餐食用，因為優酪乳是不能空腹喝的；此外，香蕉、番茄、梨等口味呈酸性的水果和含有多種膳食纖維的水果也不利於早上空腹吃。

食材雙面刃：

營養學家建議，早餐一定要吃熱食，這樣才能保護好人的「胃氣」。胃氣，其實並不單純是指「胃」這個器官，其中包含了脾胃的消化吸收能力、後天的免疫力和肌肉的功能等。夜間的陰氣還沒有消除掉，大地溫度還沒有回升。體內的肌肉、神經及血管都還呈現收縮的狀態，假如此時再吃冰冷的食物，必定使體內各個系統更加攣縮、血液循環不順，時間一長，你就會發現吸收不到食物精華。這就是我們說的傷了「胃氣」，傷了身體的抵抗力。早餐，應該是足夠的熱稀飯、熱牛奶、熱豆漿，然後再配著吃一些蔬菜、麵包、水果、點心等。

美味指南：

建議大家在早餐時吃些燕麥粥會更好一些。這是因為，燕麥粥不僅營養豐富而且持續消化的時間比較長，在吃粥時不妨在碗內放幾顆紅棗補充維生素 C，這樣早餐中的主食和水果都有了；如果時間允許可以做個番茄炒雞蛋，這樣蔬菜和雞蛋營養都齊全了。

附錄：一般而言，早餐攝取量約占全天總熱量的 30%，午餐約占 40%，晚餐約占 30%。而在早餐能量來源比例中，碳水化合物提供的能

量應占總能量的 55% ～ 65%，脂肪應占 20% ～ 30%，蛋白質占 11% ～ 15%。

63. 秋天乾燥少吃薑

經典這樣說：

生薑是老薑所生之子薑，乾薑則老薑造成者。故乾薑得秋氣多，功兼收斂。

———《本草思辨錄》

中醫認為，生薑性味辛溫，有散寒發汗、化痰止咳、和胃止嘔等多種功效。生薑中含有的精油可加速人體血液循環；同時生薑中所含有薑辣素，具有刺激胃液分泌、促進腸道消化和吸收的作用；其中的薑酚可有效減少膽結石的發生。

現代醫學研究表明，生薑中還含有過氧化物歧化酶，它是一種抗衰老的物質。人們常食生薑可以延緩衰老。這是因為，生薑中含有的辛辣成分被人體吸收後，能夠抑制體內過氧化脂肪的生成，其抗氧化作用比目前應用的抗氧化劑——維生素 E 的作用還明顯，因而具有很好的抗衰老作用。生薑中還含有一種特殊的化學結構與阿司匹林中的水楊酸頗為相似，這種物質有降血脂、防止血液凝固、抑制血栓等功效。生薑中所含的薑酚有極強的利膽作用，因此，也可用於預防和治療膽囊炎、膽石等病症。

此外，生薑的許多功效早已為人們所知，如民間喝生薑紅糖水治感冒，也是行之有效的方法；生薑除被用於治療嘔吐和感冒外，還被用於治療腸炎、痢疾、急性睪丸痛以及急救。生薑外擦對治療白斑、斑禿、手癬也有一定效果。由於薑是極好的保健食品，所以民間有

食忌 101
必懂的日常飲食密碼，補品跟毒藥只有一口的距離

「早上三片薑，賽過喝參湯」之說。

雖說生薑對人體有益，但是，生薑屬於辛辣之品，性質多為燥熱，由於在烹飪中失去水分，所以食後容易上火。尤其是進入秋天之後由於缺乏水分，氣候會變得很乾燥，而燥氣傷肺，如果此時再吃辛辣的生薑，就更容易傷害肺部，加劇人體失水、乾燥。古代醫書也曾這樣有「一年之內，秋不食薑」；「一日之內，夜不食薑」、「秋薑夭人天年」的警示。所以說，吃薑有利也有弊，可吃，但不宜多吃。特別是秋天，最好少吃。

食材雙面刃：

一般來說，吃生薑時最好不要去外皮，削皮後不能發揮生薑的功效。一定要記住：不要吃腐爛的生薑，因為腐爛的薑會產生一種有毒物質，可使肝細胞壞死並誘發肝癌、食道癌等病症；對於陰虛火旺、內熱及患有癰毒瘡癤、肺炎、肺結核、胃潰瘍、膽囊炎、腎盂腎炎、糖尿病、痔瘡的人群，也不適宜長期食用生薑。

美味指南：

1. 生薑能入肺通氣散寒，外感風寒的人可取 30 克生薑切細，然後再加入適量的紅糖，以溫開水沖泡，可趁熱溫服。
2. 每日早、晚堅持用熱薑水漱口 1～2 次，或者每日用生薑代茶飲用數次。此方法對保護牙齒，預防和治療齲齒頗為有效。
3. 腰肩疼痛患者，特別是老人容易引發肩周炎，遇到這種情況，可燒製一些熱薑湯，先在熱薑湯裡加適量的鹽和醋，然後用毛巾浸入薑水擰乾後直接敷於患處，反覆數次之後能使肌肉由張變弛、舒筋活血，可有效緩解疼痛感。

附錄： 每 100 克生薑中含蛋白質 1.4 克，脂肪 0.7 克，碳水化合物 8.5 克，

鈣 20 毫克，磷 45 毫克，β- 胡蘿蔔素 0.18 毫克，維生素 C 4 毫克，

還含有薑、薑酮、龍腦、硫胺素、核黃素、菸酸等。

64. 臭豆腐好吃莫多吃

經典這樣說：

沒有健康，一切喜悅都將無從談起。

————英・蓋伊

很多人都吃過臭豆腐，知道臭豆腐雖然聞起來很臭，但吃起來卻很香。但油炸臭豆腐滋味還真的很特別。

從傳統的製作方法來看，臭豆腐與其他豆製品一樣都是豆類發酵製品，它是透過接種黴菌後，經過發酵而製成的食品。這類食品經過微生物作用之後，產生各種具有特殊香味的有機酸、醇、脂、胺基酸等，易於被人體消化吸收，而且還能合成大量維生素 B12。人體缺乏維生素 B12，會加速大腦老化，容易引起老年性痴呆。而維生素 B12 在一般食品中含量卻極少。所以，常吃臭豆腐對預防老年性痴呆有好處。

但是，豆製品在發酵過程中，還會產生甲胺、腐胺、色胺等胺類物質，這些物質具有一股特殊的臭味和很強的揮發性，多吃對健康並無益處。

臭豆腐雖然看似簡單，其製作過程卻比較複雜，必須經過油炸、發酵、等幾道工序才能製成。在整個製作過程中，對溫度和濕度的要求都非常高，一旦掌握不好，很容易受到大量細菌的汙染。輕者會引起人體胃腸道疾病，重者還會導致肉毒桿菌在體內的大量繁殖，會產生一些有毒物質。這些物質的毒性很強，容易引起中毒。當你食用臭

豆腐後，如果出現全身無力、頭痛、頭暈、食慾不振、視力模糊、眼瞼下垂、說話障礙時，可能是發生中毒了，應立即去醫院就診，以免發生生命危險。

另外，由於某些奸商為了牟取暴利，完全不故人們的健康和利益，他們改變了傳統的製作方法，不用發酵方法製作臭豆腐，而是用化學當中的硫酸亞鐵等工業原料為豆腐染色、增加其臭味。食用這種臭豆腐更是相當危險的，而且這種臭味物質可能是蛋白質的腐敗而成，具有致癌的可能性。

因此，對於那些愛吃臭豆腐的人來說，還是離「臭」遠一點！

食材雙面刃：

如果要吃臭豆腐，最好購買合格且有商譽廠商生產的；食用臭豆腐之前應將其徹底加熱，這樣可使其中的某些細菌被殺死。因為臭豆腐中含有一部分蛋白質腐敗後產生的胺類物質，與其他食物中的亞硝酸鹽發生反應，可生成極強致癌物質——亞硝胺，所以，在吃臭豆腐時，最好多吃一些富含維生素 C 的新鮮蔬菜和水果，新鮮蔬菜和水果當中富含維生素 C，可阻斷亞硝胺的生成。

美味指南：

如果你真的很想吃臭豆腐，不妨在家自己做，這樣既保證了食物的衛生，又有益於身體健康，何樂而不為呢？

1. 香辣臭豆腐

臭豆腐 4 片，青蒜 1 根、米酒 1 匙，辣豆瓣 3 匙，糖大半匙，醬油半匙。先將臭豆腐洗淨，用少許油炸至酥黃時撈出，將青蒜洗淨切成段；鍋內放油爆炒青蒜，再加入所有調味料燒開，放入臭豆

腐和辣豆瓣一同燒至入味，小火燜煮至湯汁稍乾時盛盤即可。

2. 油炸臭豆腐

臭豆腐 4 片，茶油、辣椒油、醬油、麻油適量。先將茶油放入鍋內燒紅，把臭豆腐洗淨切片投入油鍋中炸焦，然後，將臭豆腐逐片用筷子鑽個小孔，將辣椒油、醬油、麻油等調味料注入其中，這樣獨具風味的油炸臭豆腐就成了。

附錄： 每 100 克臭豆腐含維生素 B12 大約在 10 微克左右。

65. 啤酒並非人人都能喝

經典這樣說：

但知養身，不知戳形。

——《西升經》

　　啤酒是在酷暑炎熱的夏天裡很多人都喜歡喝的一種飲品。它不但清涼爽口，而且還具有防暑降溫的作用，所以啤酒深受人們的青睞。最近一些研究人員發現，偶爾飲用啤酒對身體健康也是有益處的。

　　據醫學專家研究表明，啤酒中含有的酒精，能夠促進人體內的血液循環；啤酒中含有的二氧化碳，飲用時具有清涼舒適感；啤酒中還含有蛋白質、維生素、礦物質和大量胺基酸等，這些營養成分容易被人體消化吸收，促進了胃黏膜中激素的分泌，再加上二氧化碳氣體的刺激，會達到促進胃液分泌的功能，從而達到了增加食慾、健脾開胃、利尿鎮痛的作用。對於產後的婦女適當的喝一些啤酒，還能夠增加乳汁分泌，使嬰兒得到更多的營養。此外，啤酒對於緩解精神上的緊張感都具有一定效果。

　　當然，並不是所有的人都能喝啤酒。在生活中，有些病人喝了啤酒之後全身會有一種很不舒服的感覺，會使原有病症明顯加重，甚至還會引起舊病復發。其中包括很多，例如肝病患者喝啤酒會導致對肝細胞有害的乙醛在體內大量積聚，損害人的肝細胞，加重肝臟負擔，引起中毒甚至危及生命。這是因為啤酒中所含酒精的氧化作用，當酒精進入肝臟後轉化成乙醛，然後再由乙醛氧化成乙酸。這樣肝病患者

的肝臟細胞的下降，無法將乙醛順利轉化為乙酸。導致大量毒害物質沉積在肝臟內，使肝病進一步惡化。因此，患有肝病的患者不要飲用啤酒。

另外，一些身體肥胖的人也不可長期飲用啤酒，因為啤酒中含有的碳水化合物，進入體內後易轉化成脂肪，造成體內脂肪大量堆積，日久天長會形成所謂的啤酒肚，因此，肥胖者應盡量少喝啤酒。

食材雙面刃：

喝啤酒時還要注意其他一些問題。首先，服藥期間不要喝啤酒，以免啤酒與某些藥物混合後產生副作用，破壞血液對於藥物的吸收而降低了治療效果，特別是對某些抗生素、降壓藥、鎮靜劑、抗凝劑等藥物。其次，喝啤酒時最好多吃些番茄、高麗菜等含維生素 C 豐富的蔬菜，同時不要與煙燻食品一起食用，這樣才能把喝啤酒的危害降到最底限度。另外，啤酒不宜過量飲用，因為過量飲用啤酒時會使血鉛量進一步增高，這些物質結合後進而可誘發多種疾病。還有運動後不可飲用啤酒，運動後所出汗會使毛細孔擴張，這時喝啤酒會導致毛細孔遇冷收縮，身體散發的熱量從而受阻誘發感冒等疾病。

美味指南：

1. 啤酒宜大口飲用，不宜慢慢的喝，否則啤酒在口中升溫會加重苦味。讓酒與口腔充分接觸之後，會使我們品嘗到啤酒其獨有的味道。
2. 在飲用啤酒時，不要在喝剩的啤酒杯內倒入新開瓶的啤酒，這樣會破壞新啤酒的味道，最好的辦法是喝完之後再倒。
3. 不要喝冷凍過的啤酒。啤酒的冰點為－1.5℃，冷凍過的啤

酒不但失去了原有的味道，這樣還會破壞啤酒當中的蛋白質的含量。

4. 打開啤酒的瓶蓋時不要用力搖動瓶子，要用開瓶器慢慢打開，並用乾淨的抹布擦拭瓶身及瓶口。倒啤酒時瓶口不要太貼近杯沿，可順杯壁倒入，泡沫過多時，應分兩次倒入。

附錄： 每 100 克啤酒中約含酒精 3.4 克、蛋白質 0.4 克，熱量 142.4 千焦，維生素 B10.2 毫克，維生素 B 0.01 ～ 0.11 毫克，菸酸 1 毫克，鈣為 4 毫克。含磷 15 毫克，鐵 0.3 毫克。

66. 別讓乾炒黃豆「毒」到你

經典這樣說：

能節滿意之食，省爽口之味，常不至於飽甚者。

——《萬病回春》

民間有吃乾炒黃豆的傳統習俗，從口味上來講，乾炒黃豆吃起來香脆可口，深受廣大人民群眾喜愛。但是最新研究表明，多吃乾炒黃豆會給我們的身體健康帶來不利的影響。

經過現代醫學研究發現，黃豆炒吃會妨礙身體對蛋白質的吸收，而且黃豆如果在加熱不充分的情況下食用後會引起中毒。專家們解釋說，黃豆中含有大量的胰蛋白酶抑制素、尿酶、血球凝集素等因數，當乾炒或爆炒黃豆時，這些因數在乾熱條件下並不容易被分解。因此，吃了乾炒黃豆後，這些抑制素會引起副作用，如肚子發脹，還會影響身體的消化吸收功能。

如果過量食用乾炒黃豆，或把黃豆炒的外焦內生，那麼在這種情況下吃了乾黃豆就會引起噁心、嘔吐、腹瀉、中毒等各種症狀。這些症狀的主要原因是由大豆中含有的另一種皂素（配糖體）所引起的，它對胃黏膜有強烈的刺激作用，在體內會引起局部充血、腫脹及出血等。這種皂素只有在充分加熱到數分鐘之後，才能完全被徹底破壞掉。一般在食後一小時內會出現頭痛、頭昏、腹痛等症狀，較重者出現腹瀉。這時可立即口服活性炭 100 克，並且還要大量飲水，在數小時內可恢復正常。

66. 別讓乾炒黃豆「毒」到你

　　雖說黃豆營養比較豐富，但是像這種民間的風俗習慣大家還是不要提倡。要適可而止，盡量少吃或不吃乾炒黃豆。只有這樣才有利於我們的身體健康。

食材雙面刃：

　　未煮透的豆漿中也同樣含有毒素，當豆漿被煮起泡沫時，豆漿還沒有沸騰，此時的毒素還尚未被破壞掉，所以要將豆漿繼續加熱煮至泡沫消失、沸騰持續數分鐘之後才可食用。

美味指南：

如果人們喜歡吃黃豆，也可將炒黃豆改為煮黃豆吃，這種方法不但可以破壞黃豆中那些不良因數，使黃豆的營養成分更容易被人體吸收，而且還提高了黃豆中蛋白質的營養價值。如果為了保持炒黃豆這種習俗，也可以先將黃豆蒸熟後，晾乾，之後再加鹽炒成鹹味黃豆；如果加上糖汁可炒成糖黃豆吃，這樣對我們的身體還是有很多益處的。

附錄： 每 100 克黃豆含鈣約 367 毫克，磷 571 毫克與其他食品比較，只蛋白質一項黃豆比瘦肉多 1 倍，比雞蛋多 2 倍，比牛乳多 1 倍。

67. 多吃醃製，小心罹患食道癌

經典這樣說：

凡所好之物，不可偏耽，偏耽則傷而生疾。

————《保生要求》

生活中很多人都喜歡吃醃製或醃製食品，如酸黃瓜、酸辣白菜、泡菜等。但你知道嗎？經常吃這種醃製食品會給我們的身體健康帶來損害。

最近一項研究報告指出，經常吃醃製食品有導致發生食道癌的危險。專家認為，醃製中會孳生大量的黴菌，這些黴菌可以在醃製的罈邊上看見，這些生長出來的黴菌物可直接產生一系列黴菌毒素，其中一些毒素相當活躍，在與人的食道接觸之後就有可能導致食道癌的發生。

此外，醃製中還會產生亞硝酸胺化合物。亞硝胺類化合物具有很強的致癌作用。亞硝胺是由硝酸鹽或亞硝酸鹽，在一定的酸性環境下與二級胺（又稱仲胺）結合而形成的。醫學專家在實驗中發現，亞硝胺類化合物可對人和多種動物引起食道、胃、肺等癌症，尤其是食道癌。

在一些食道癌高發區，居民普遍有吃酸菜的習慣，這種酸菜是用土法發醃製的，其中就含有致癌作用的亞硝胺類化合物。日本胃癌的發病率較高，科學家們分析發現，這是與日本人多食成乾魚和醃製（含有較多的亞硝胺類）有很大的關係。

為了減少醃製中的亞硝酸鹽，在蔬菜儲藏和醃製過程中，由於一些具有硝酸鹽還原酶的細菌，如大腸桿菌的作用，會產生大量的亞硝酸鹽。但是細菌在分解亞硝酸時，又產生了醋酸、乳酸等酸性物質，這些酸性物質又能分解亞硝酸鹽。

因此，為了防癌、抗癌，大家最好不吃或少吃一些醃製食物。

食材雙面刃：

醃製時應選擇新鮮蔬菜來醃製，並在醃製前充分晾晒幾天，裝罈時要裝滿、密封。如果在醃製時加入的食鹽不足或醃製的時間較短，蔬菜中就會產生大量的亞硝酸鹽的物質，亞硝酸鹽使體內血液中正常攝氧的低鐵血紅素氧化成高鐵血紅素，因而失去攝氧能力而引起組織缺氧，出現頭暈、胸悶、氣短等症狀。如發現這種情況，應及時做好治療措施，打開室內門窗通風或服用一些具有解毒功效的藥物。

美味指南：

當蔬菜醃製成鹹菜或酸菜之後，在食用前要用開水浸泡半小時左右。這種用熱水清洗的處理方法，可在一定程度上去除鹹菜或酸菜中殘留的亞硝酸鹽物質；另外，還可吃一些能夠解毒的食品，如大蒜、茶葉、維生素 C 等都具有解毒的作用，這樣既可消除細菌感染，又可防止亞硝酸鹽轉化為亞硝胺，可有效解除致癌的危險。

附錄： 硝酸鹽（NO3）與亞硝酸鹽（NO2）分別是硝酸（HNO3）和亞硝酸（HNO2）的酸根，它們作為環境汙染物而廣泛存在於自然界中，尤其是在氣態水、地表水和地下水中以及動植物體與食品內。

68. 別讓水煮魚「辣」到你

經典這樣說：

養體須當節五辛，五辛不節損元神。

————《壽世青編》

水煮魚，作為人們普遍愛吃的一道菜，其特有的超麻辣口感、濃重的顏色、和油汪汪的魚片，大大刺激了人們的食慾，容易使人上癮。但是關於「大量食用水煮魚會對人體健康帶來哪些影響」的問題，人們並不十分關心。

營養學專家提醒人們，水煮魚雖然美味可口，但是卻不可貪吃，否則會給我們的健康帶來不良的後果。

首先，水煮魚中鹽的用量很多，過多攝取食鹽會造成身體水分增加。這樣一來不但水分不能及時排出體外，而且還容易使人產生緊張的情緒、血壓升高，影響血管的彈性。女性朋友如果在經期食用水煮魚還會加重水腫的情況，容易產生疲倦感。

其次，水煮魚中油和辣椒放的都很多，讓人看起來就很有食慾，感覺吃起來又痛快、又解饞。殊不知，油中含有大量的熱量和脂肪，當人們食用過量時，體內的脂肪含量也會隨之增加。水煮魚中放的辣椒要比平時我們吃的菜多好幾倍，紅紅的油汪汪的辣椒很是誘惑我們。而辣椒中又含有豐富的維生素 A 和維生素 C，可刺激腸胃，增強食慾；但是辣椒其性味是大辛大熱，吃過水煮魚及麻辣火鍋後也覺得胃裡很不舒服。因此，那些有牙疼、喉痛、瘡癤等病症或陰虛火

旺的高血壓、肺結核病的人要小心食用水煮魚，千萬不要讓水煮魚「辣」到你。

除了上述這些問題之外，有些人在吃魚肉的同時，還會過量飲用可樂、啤酒等一些飲品，一方面覺得過癮，一方面也可以減輕麻辣感。但這些飲料都是人體不宜過多飲用的。可樂中的糖分含量非常高，還有咖啡因等刺激性成分。啤酒飲用過量，會造成脂肪堆積，甚至還會得脂肪肝。

食材雙面刃：

大家要知道，辣椒吃多了容易上火，而且還會對消化道產生強烈刺激，這是因為辣椒中含有過多的辣椒素會劇烈刺激胃腸黏膜，使其高度充血、蠕動加快，引起胃疼、腹痛、腹瀉並使肛門燒灼刺痛，誘發胃腸等疾病，嚴重時會引起便祕。因此，患食道炎、胃腸炎、胃潰瘍以及便祕患者，應盡量少吃或不吃辣椒。

美味指南：

1. 水煮魚是一種高蛋白、高熱量的食物，在天氣寒冷的時候適量吃一些對人體還是有好處的，但是我們在食用時一定要注意搭配蔬菜、水果，免得造成多種維生素缺乏。
2. 吃水煮魚還會造成排便不暢，這時我們可以多飲用一些茶水，如果有蘿蔔可以吃一些來通氣。
3. 吃完水煮魚後容易上火，這時我們可配合菊花茶化解一下，如果在冬季常吃水煮魚，每天要多喝點水以次來緩解一下火氣。

69. 不要過量食冬粉

節制飲食者永享康樂，暴飲暴食者疾病纏身。

——— 印度・瓦魯瓦爾

　　冬粉是備受人們喜歡的食品之一。現在市場上出售的冬粉各種各樣，什麼綠豆冬粉、蠶豆冬粉，更多還是澱粉製的冬粉，如地瓜冬粉、馬鈴冬粉等。冬粉以其柔嫩潤滑，爽口宜人的特點，深受人們的喜歡。在秋冬季節，人們在吃火鍋時，拿冬粉來搭配火鍋的也是別有風味。儘管冬粉含有豐富的澱粉，但吃多了對我們也沒有什麼好處。

　　現代醫學研究表明，冬粉中碳水化合物的含量高達百分之八十～百分之九十，而蛋白質和脂肪加在一起也不到百分之一，維生素和礦物質的含量更少。與粳米、麵粉等糧食相比，冬粉在蛋白質和脂肪、維生素等營養上來說相對比較低；但就能量而言，冬粉所能提供給人的，卻與粳米、麵粉相似。因此，偶爾吃點方便冬粉，對人的健康並不會產生不利的影響。

　　可是，在現實生活中，有些人把冬粉當作主食來充饑、大量食用冬粉。其實，這種食用方法是錯誤的。很多人也許不知道，傳統冬粉在加工及製作過程中添加了百分之零點五左右的明礬，明礬可使冬粉不黏、不連、還不渾湯，起凝固作用。加入的明礬與粉漿凝聚之後，隨著冬粉的成形和乾燥，明礬的含量就會有增無減。而明礬中含有鋁，如果食用了大量的冬粉也就相當食用了大量的鋁。鋁，在我們體

內慢慢積蓄之後，會促使發生鋁中毒現象，如果長期攝取過量的鋁，它就會干擾人體對銅、鋅、錳、硒等元素的吸收。當這幾種元素的水準下降時，人體就會產生大量危害身體的自由基。

此外，研究還發現，過量的鋁可能影響神經細胞的功能，從而影響人的思維意識功能，出現記憶力減退，智力下降，反應遲鈍等症狀，從而可誘發老年痴呆症，導致骨質疏鬆，可引起膽汁鬱積性肝病，導致骨骼軟化，還可引起小細胞低色素性貧血，卵巢萎縮等病症。因此，大家吃冬粉要慎重，否則會給身體帶來不良的後果。

食材雙面刃：

人們在食用冬粉之後，切不可再食用油炸的鬆脆食品，如油條之類。因為這些油炸食品中含有的鋁也是非常多的。它們和冬粉合在一起會使人的食用鋁的含量大大超標，因此，為了你和家人的健康請慎食冬粉。

美味指南：

我們在選購冬粉時一定要購買合法認證廠商生產的產品。某些小廠家生產的冬粉存在一定的健康隱患，有一些小作坊為了讓冬粉看起來很白滑，會使用過氧化苯甲醯、二氧化硫等漂白劑，這些也會危害我們的身體健康。另外，很多方便冬粉的調味料是由大量的油和辣椒做成的，味道香辣濃郁，具有一定的刺激性。在我們食用方便冬粉時，一定要適當將調味料的量減半，一方面既保證口味，同時也在一定程度上保護了我們的健康。

附錄: 一九八九年,世界衛生組織(WHO)正式把鋁確定為食品汙染物並
要求加以控制。根據科學測試,每人每日允許的攝取量為每千克體
重 1 毫克。

70. 腸胃不好，米線吃少

經典這樣說：

安穀則生，絕穀則亡，飲食自倍，腸胃耐傷。

———《養生要訣》

　　一提起米線，大家也許都愛吃。尤其進入冬季之後，天氣比較寒冷，這時如果能吃上一大碗熱氣騰騰、香味可口的米線，在喝上幾口熱湯，那種感覺真是太美了。雖說米線比較好吃，但營養學專家認為米線很不容易消化。所以，對於一些胃腸道消化功能不好的人，就不宜大量吃米線了。

　　現在市場上的米線各種各樣，什麼過橋米線、辣子雞米線、炸醬米線、砂鍋米線、涼拌米線等等，其中最為可口味美的要屬過橋米線。

　　過橋米線是雲南有名的一種地方小吃，至今有已有百年的歷史了，因其食用方法獨特，味道鮮美，所以很受大家的歡迎。關於過橋米線還有一個美麗的傳說：古時候，滇南有一位秀才讀書非常勤奮，他的妻子常常將米線以雞湯相煨做給他吃。妻子天天過橋來送飯，這個秀才更加發憤苦讀，終於金榜題名，一時被人們傳為美談。因為妻子每日過橋相送，因此這種米線也被稱為「過橋米線」。

　　傳統的米線是用粳米經過發酵之後磨製而成的，其製作過程極其複雜，但這種傳統的製作方法使米線吃起來更加筋道、滑爽、清香。還有一種方法是將粳米磨粉之後直接放置於機器中擠壓，靠摩擦的熱

度使其糊化成型，待到晒乾後就製作成的乾米線，用這種方法製作的米線既方便又便於儲藏。

現在的米線是在過橋米線的基礎上，透過添加各種不同口味的調味料調製而成的。米線的主要原料就是白色的米粉，米粉一般要求選擇支鏈澱粉含量在百分之八十～百分之八十五的非糯性粳米。因為米線的支鏈澱粉含量比較高，所以吃米線前最好在碗裡稍微泡一會，可以提高米線的吸水程度，讓米線更為柔軟，吃起來就不會覺得太過於筋道，也利於人體消化和吸收。

食材雙面刃：

有些米線生產製作過成中加入了大量的食品添加劑、防腐劑等許多有害的物質，還有些人在米線裡加入了大量黃麴毒素的致癌物質，如果長期食用了含有這些有毒物質的米線，會影響我們的健康，所以大家不要過量的食用米線。

美味指南：

1. 涼拌米線
米線 200 克，熟雞肉絲 10 克，蘿蔔絲、香酥、韭菜各 3 克，水發木耳、水發海蜇絲、辣椒油等適量。米線水洗後瀝乾水分，放入碗中，加入蘿蔔絲、韭菜段、水發木耳、海蜇絲、雞絲、香酥；將米線盛入碗中，分別放入各種調味料，攪拌均勻後即可食用。

2. 過橋米線
米線 200 克，熟豬肉、雞肉、火腿、高湯等少許。將鍋置於火上放入油燒熱，將碗內放入蔬菜、蔥等，然後在倒入熱油，之後鍋內加入高湯，待開鍋後放入鹽、雞精倒入碗中，再加入雞肉、火

腿、豬肉及各種蔬菜、香菜，之後再放入洗好的米線即可食用。

本品味美可口。

71. 不是每個人都能吃魚的

人的一生中，應該將健康放在第一位。

———日本・池田大作

　　魚，在生活中是一種非常好的進補海鮮食品。營養學家認為，魚營養價值很高，其含有大量的蛋白質對人體吸收率極高。魚肉中脂肪含量雖然很低，但其中的脂肪酸被證實有降糖、護心和防癌的作用。魚肉中的維生素 D、鈣、磷，能有效預防骨質疏鬆症。所以，對於糖尿病患者、高血壓者、膽固醇過高者、冠心病與動脈粥狀硬化的患者，經常吃魚對他們來說都是很有益處的。

　　但是任何食物都不是絕對的，魚雖然營養豐富，且味道鮮美可口，但是有些人並不適合吃魚。下面幾種人就不適合吃魚：

　　1. 痛風患者

　　魚中含有嘌呤類物質，而痛風則是由於人體內的嘌呤代謝發生紊亂而引起的。如果這些人再多吃魚就會加重病情。

　　2. 結核病人

　　結核病人一般需要服用異煙肼，如果在服用這種藥的同時食用某些魚類，就會發生頭痛、噁心、皮膚潮紅、眼結膜充血等過敏反應，嚴重者還會出現皮疹、口唇及臉部麻脹、呼吸困難、心悸、腹瀉、腹痛、血壓升高，甚至發生高血壓和腦出血等症。

3. 肝硬化病人

對於肝硬化病人來說，因為肝硬化時身體難以產生凝血因數，加之血小板偏低，容易引起出血，如果再食用含有 20 碳 5 烯酸的魚肉，會使病情急劇惡化。因此肝硬化患者不宜食用魚肉。

4. 出血性疾病患者

血小板減少、血友病、維生素 K 缺乏等出血性疾病患者要少吃或不吃魚。因為魚肉中含有抑制血小板凝結的物質，會加重患者的出血症狀。

5. 關節炎患者

海帶、海參、魚、海菜等海鮮產品中含有較多的尿酸成分，被人體吸收後可在關節中形成尿酸結晶，從而加重關節炎症。

6. 過敏病人

過敏病人如果食用了魚肉，就會出現頭痛、胸悶、噁心、喉頭燒灼，伴有腹痛、腹瀉、皮膚潮紅、風痧塊及呼吸困難、血壓下降等過敏反應，這主要是因為有些魚中含有大量組織胺等致敏物質。

綜上所述，患有這些病症者不宜食用魚肉，以免對身體健康帶來不利的影響。

食材雙面刃：

很多人愛生食海鮮菜餚，以為這樣能保持較多的鮮美味道和較高的營養。其實，生吃海鮮特別是生吃魚片類菜餚，是不利於人體健康的。魚類特別是淡水魚類，如鯉魚、鯽魚、鯇魚及淡水蝦等，在這些魚的肉裡及皮膚上很可能會寄生囊幼蟲，如果人吃了生有囊幼蟲的生魚肉，便會被感染，出現腹瀉、消化不良、黃疸、貧血、水腫、膽囊

炎等病症，嚴重者還會導致原發性併發肝癌以致死亡。此外，有些生魚的肌肉中含有一種化學物質硫胺素酶，能破壞分解人體內的維生素 B1，對於那些愛吃生魚的人容易引起維生素 B1 缺乏症。

美味指南：

魚有腥味，如果不清除掉這些腥味，肯定會影響人的食慾。下面幾個方法能夠去除魚腥，大家可以試一試：

1. 酒除魚腥法

我們知道，酒的主要成分是乙醇，而乙醇是一種易揮發的有機溶劑，能溶解三甲胺，並在烹調時揮髮帶走部分溶解物質。所以在烹調時，加一些酒，既能調味又可去掉腥味。不過有一點要注意的是，一定要在烹調前期加入酒，否則去腥的效果會大大減弱。

2. 茶水除魚腥法

把魚放在溫茶水中（一般 1000 ～ 1500 克魚用 1 杯濃茶對成溫水）浸泡 5 ～ 10 分鐘後再處理魚，便可大大減少腥味的擴散。這是因為茶葉裡所含的鞣酸具有收斂作用。我們還可以在口中含 3 ～ 5 片茶葉去除吃魚後的嘴裡的魚腥味。

3. 牛奶除魚腥法

在燒魚或熬魚湯時，如果在鍋內放入一些牛奶，既可袪除魚的腥味，這樣還能使魚肉更加酥軟、白嫩，味道更加鮮美。

附錄；魚中富含豐富的硫胺素、核黃素、菸酸、維生素 D 等和一定量的鈣、磷、鐵等礦物質。

72. 過量酸性食物是百病之源

經典這樣說：

口必甘味，和精端容，將之以神氣，百節虞歡，咸進受氣。

————《呂氏春秋》

在我們的周圍，一些人經常會感到莫名其妙的疲倦，他們以為是由於自己的睡眠不足或用腦過度和體力勞動過量引起的。其實，這可能是偏食酸性食物所帶來的後果。

我們知道，要保持人體內的酸鹼平衡，需要依賴所攝取的食物的酸鹼性以及排泄系統對酸鹼平衡進行的調節。所謂的食物酸鹼性是指食物經過消化吸收之後在體內代謝後的結果。如果食物代謝後產生的磷酸鹽、氯離子、硫酸鹽等離子比較多的話，就很容易在人體內形成酸，產生酸性反應;如果食物代謝後產生的鈉離子、鉀離子、鎂離子、鈣離子比較多，就容易在體內產生較多的鹼，形成鹼性反應。這和食物中的礦物質含量有很大的關係。

食品按其元素成分，可以分為酸性食品、鹼性食品和中性食品三大類。通常情況下，含有硫、磷等礦物質較多的食物為酸性食物，這類食物包括肉類、蛋類、魚、穀物、豆類、酒類等;含鉀、鈣、鎂等礦物質較多的食物為鹼性食物。這類食物包括水果、蔬菜、乳製品、海帶、鹼性飲料等。食鹽的成分是氯化鈉，在體內解離的氯離子及鈉離子一樣多，剛好酸鹼平衡，所以為中性食物。糖、油、醋等食物所含的礦物質含量甚微，也可視為中性食物。

　　簡單歸納：動物性食品中，除牛奶外，多半是酸性食物；植物性食品中，除五穀、雜糧、豆類外，多半為鹼性食物；而糖、鹽及咖啡等，也都屬於中性食品。

　　但也有例外的情況，如李子是水果的一種，按理說是鹼性食品，但它所含的有機酸人體不能代謝，因此會留在體內呈酸性反應。而橘子或檸檬則不同，它們含的有機酸人體可以代謝，所以雖然味道是酸的，但是屬於鹼性食品。

　　如果我們的日常飲食結構打破了這種酸鹼平衡，就會對人體產生不利的影響。當酸性物質超過了人體自身的調節能力，使人體內環境的平衡被打破時，就產生了酸性體質。酸性體質的人常常會處於一種亞健康狀態，嚴重酸性體質的人還會出現前面所說的身體疲乏、記憶力減退，注意力不集中、腰痠腿痛等症狀，到醫院檢查又查不出什麼毛病，如不注意改善，就會發展成疾病。

食材雙面刃：

　　營養學專家認為，兒童更不宜多吃酸性食物，因為兒童經常過食大魚大肉等酸性食物，會使其體內的酸性物質不斷積聚，時間久了血液就會呈偏酸性，人體的內環境就開始惡化，以致出現了極不健康的「酸性體質」，這樣就會使兒童出現頭暈、焦躁、便祕、失眠、疲勞、抵抗力下降等狀況，而且還容易罹患呼吸道感染等症。

美味指南：

　　由於我們日常飲食大多為酸性食品，而有很多男性更愛吃這些酸性食物，因此，男性朋友更要高度警惕，在日常飲食中必須要注

意主食和副食的搭配調劑，注意酸性與鹼性食品的平衡，要控制酸性食品的比例，我們平時要食用蔬菜、水果等鹼性食品，適當增加其比例，以達到酸鹼平衡。

附錄： 人們在日常所吃的雞、鴨、魚、肉均屬酸性食物，這些食物容易引起體內「酸化」。為使體內酸鹼平衡，科學飲食配比酸鹼食物比例應是 1：3。

73. 小心泡麵帶來「不方便」

經典這樣說：

健康的價值貴重無比，唯有它才是人們的追求目標。

————法·蒙田

如今，泡麵已成為人們生活中不可缺少的一種食品。因其省時、經濟食用方便，對於現代忙碌的人來說無疑是最佳的首選。但是人們也許不知道經常食用泡麵的卻是弊多利少。

營養學家指出，泡麵的主要成分是碳水化合物以及少量的味精、食鹽和其他調味品，並不完全具備人體所必需的多種營養物質。泡麵中的油質一般都加入了抗氧化劑，但只能減緩其氧化速度，延遲泡麵的腐敗時間，並不能完全有效的防止腐敗。含油質的食品腐敗後會破壞營養成分，產生過氧脂肪生成了有毒的醛類過氧化物。長期食用之後大量的過氧脂肪進入了人體當中，這對身體的重要酶系統有一定的破壞作用，從而會引起頭暈、頭痛、發熱、嘔吐、腹瀉等中毒現象，甚至還會促使人過早衰老。尤其是正處於生長發育時期的青少年，經常吃泡麵危害更多。有的還會患缺鐵性貧血，有的患核黃素缺乏，有的還會導致維生素 A 缺乏而患眼疾。

泡麵經過油炸後，原本含有的維生素 B 已被徹底破壞掉了，泡麵基本上只能夠提供人體活動所需要的熱量。由於泡麵只有主食沒有配菜，要想吃飽往往需要增加進食的數量，結果是碳水化合物和脂肪攝取過多。因此，經常以泡麵為食，必然會造成脂肪量、熱量的長期的

攝取，從而導致肥胖，並促使心臟病、糖尿病、高血脂、高血壓等與肥胖相關疾病的發生。同時，由於其他營養物質的長期缺乏，又會造成人體營養不良，從而又會導致另外一系列的疾病的發生，其後果是十分嚴重的。

食材雙面刃：

一般的泡麵中的有三種調味料，它們的油、鹽、味精等成分含量較高，在食用泡麵時最好不要全放，只要各放一半就可以了，再添些自己喜歡的調味品，這樣也會吃得更健康更安心。還需要注意的是泡麵的保存，泡麵雖經密封包裝，但不能完全與空氣隔絕，塑膠薄膜上的小孔仍有一定的透氣性，空氣和病原微生物仍可由小孔進入袋中，從而使泡麵空氣中受潮發霉變質。所以，我們還是盡量少吃泡麵。

美味指南：

怎樣合理食用泡麵呢？

1. 最好吃些水煮泡麵，這樣可隨意加些蔬菜配料在裡面，最後再打進一顆雞蛋，這樣可以補充更多的營養。
2. 泡麵在泡好後，最好把麵湯倒掉，再續上水或湯，以減少鹽分和其他有害物質，也可以添加自己喜歡的肉菜，以增加維生素、蛋白質和膳食纖維等營養物質。

附錄： 每 100 克泡麵中蛋白質含量為 3.41 克～ 7.47 克，此外，油脂含量為 3.46 克～ 13.98 克，糖 3.13 克～ 7.80 克。

74. 食物添加劑裡潛在的危險

經典這樣說：

百病橫天，多由飲食。飲食之患，過於聲色。聲色可絕之逾年，飲食不可廢之一日，為益亦多，為患亦切。

———《養性延命錄》

添加劑大多由人工合成，本身一般無營養價值。它只是具有提高食品品質的穩定性，防止食品腐敗變質和改善食品性狀的作用。食品添加劑按其來源可分為天然及化學合成兩大類，按其用途可分為香精、香料、色素、抗氧化劑、增香劑、殺菌劑、甜味劑、漂白劑和營養強化劑等。

1. 防腐劑

防腐劑的作用是防止食物變質。它們分別使用於醬油、醋、果汁類、罐頭、蜜餞類、醬菜類、葡萄酒、水果酒、汽水等食品中。但是，有關專家指出，目前使用的防腐劑大多數由人工合成，超標準使用會影響人體的正常功能，削弱人體的免疫力，從而為人體細胞的變異提供了前提，甚至可以引起細胞的癌變。

2. 甜味劑

甜味劑（人工甜味劑）的作用是增加食品的甜度。它廣泛用於替代糖和其他天然甜味劑。目前常用的甜味劑共分兩類，糖精和環胺類化合物。平時只要按照規定的標準使用，就不會對我們的健康造成危害。但如果過量使用，則會危害人體健康。

3. 著色劑

著色劑的作用是改善食品的外觀顏色也就是感觀性狀，以增進人們的食慾。色素分人工合成色素和天然色素兩種。人工合成的色素具有色澤鮮豔，色彩多樣，成本低，著色力強等特點，被人們廣泛使用。但這些人工化學合成的著色劑有毒性，經動物實驗證實，其毒性能致癌瘤。

由此可見，在日常生活中，雖然有些添加劑並沒有明顯的致病影響，但我們還是要少食用食品添加劑。畢竟這些東西沒有什麼營養價值，吃多了並不會給身體帶來什麼好處。

食材雙面刃：

味精作為人們常用的食品添加劑之一。以前，很多人認為，在高溫下味精會分解出致癌物質。是否這樣呢？近年來，日本科學家的研究表明，溫度高達一百七十度～兩百度時，味精是穩定的，不會分解出致癌物質。有科學家研究表明，在高溫一百四十五度下或較長時間的蒸煮或油炸時，味精因失水會生成焦麩胺酸鈉，但僅失去鮮味，不會有致癌危險。但是研究證實，過量食用味精會導致視神經受損。因此，專家建議人們：每日攝取味精量應有所限制，每千克體重最好不要超過一百二十毫克為宜。

美味指南：

怎樣才能減少防腐劑的危害呢？在日常生活中，我們的飲食結構還應以天然為主，不要長期食用或濫用人工食品和含防腐劑的食物或飲料。不要購買非正式廠家生產的食品，對添加了硝鹽的醃

肉、臘腸等，食用前要多加日晒，因為亞硝胺對日光比較敏感，在紫外線下容易分解。此外，維生素 C 可阻斷亞硝胺的作用。維生素 C 在酸性環境中不易被分解，因此在烹調時也可加些醋這樣可以達到保護維生素 C 的作用，也可在飯後服用一百毫克維生素 C 片劑。

75. 警惕美味宵夜的誘惑

經典這樣說：

夜後不宜飽食肉、麵、生膾，夏月夜短，尤宜忌之。

——《混俗頤生錄》

近些年來，大家也許會發現在都市的夜生活中又多了一道靚麗的宵夜風景。尤其是那些年輕的朋友，一般都有夜生活的習慣，此時都會或多或少吃一些宵夜。殊不知，正是這種美味誘惑的宵夜在吞噬著人們的健康。

醫學研究發現，雖然宵夜美味可口，但是凡事都有利弊。常吃宵夜容易引發胃癌。研究人員曾對三十～四十歲年齡組人的飲食情況進行跟蹤調查，結果發現在胃癌患者中，晚餐時間無規律者占百分之三十八點四，而同儕組中的健康人，晚餐時間不規律者比例相對較小。

專家對此解釋說，人的胃黏膜上皮細胞的壽命很短，約在兩三天左右就會更新再生一次。而這個過程，一般是在夜間胃腸道休息時進行的，如果經常吃宵夜，胃腸就會得不到充分的休息，使胃黏膜的修復不能順利進行。夜間睡眠時，吃的宵夜長時間停滯在胃中，這樣就會促進胃液的大量分泌，對胃黏膜造成一定的刺激，久而久之，極易導致胃黏膜糜爛和潰瘍，並因此而誘發胃癌。

一般情況下，人體內的排鈣高峰期通常是在進餐之後的四～五個小時之間，如果我們晚上經常吃宵夜，人體就會錯過排鈣的高峰期，

當人們入睡後尿液便會滯留在輸尿管、膀胱、尿道等尿路中，不能及時被排出體外，致使停留在尿液中的鈣不斷增加，容易沉積並形成小晶體，並逐漸擴大形成結石。

經常吃宵夜的人，由於長時間的作息時間顛倒混亂，更容易引起人體內分泌失調，會產生肥胖、憂鬱等症。由於晚上大量進食後運動少，熱量過多就很容易變胖，而且高血壓、糖尿病、心血管疾病的發生率也會增高。另外，經常吃宵夜的人往往因晚上吃飯時聊天興奮，睡覺會導致失眠，因此白天精神狀態不佳，很容易出現憂鬱症狀。

因此，為了我們的健康最有效的方法是盡量不吃或少吃宵夜。如果晚上覺得餓了，最好選擇一些含有澱粉和糖類的食物。如吃一些燕麥片之類的食物或其他穀類食物等。但是，盡量不要吃的太多。

食材雙面刃：

一般來說，如果非要吃些宵夜來補充體力，最好選擇清淡、鬆軟、易消化的食物，如餛飩、粥、麵條、點心等，或者喝一杯牛奶，吃個水果都比較合適。不要食用脂肪含量比較高的食物，因為脂肪消化吸收的時間太長，會給腸胃消化帶來很大的負擔。另外，吃宵夜時切忌不要喝咖啡或濃茶之類的飲品，它們會激發腦部交感神經，極易導致體內臟器的自律神經失調。

美味指南：

宵夜對於很多經常加班的人來說是補充能量的身體需要，但怎麼吃宵夜才會對人的健康有利呢？下面提供幾種宵夜的製作方法，加班一族不妨試一試。

1. 香蕉木瓜優酪乳

將香蕉、木瓜分別洗淨和優質優酪乳放在一起打碎，飲用果汁。
本品營養豐富且能夠補充身體所需的能量。

2. 柚子葡萄汁

柚子 3 個分別剝皮然後榨汁，將適量的葡萄榨成葡萄汁，之後將
二者混合在一起，加入適量的蜂蜜即可。本品酸甜別有滋味，能
有效調節人的食慾。

3. 黃瓜汁

新鮮黃瓜 1 根、豆漿 250 毫升、薄荷 3 片，將三者一同打碎攪拌
後製成黃瓜汁，夏天熬夜加班時飲用一杯，具有消暑解乏的作用。

76. 兒童，當心罐頭食品

經典這樣說：

飲食如不適可而止，廚師亦成下毒之人。

————伏爾泰

現代生活節奏很快，很多上班的家長有時忙得顧不上做飯，就讓自己的孩子吃一些簡單方便食品，其中，罐頭類食品是兒童的首選食品之一。我們知道，一些罐頭食品可長期久儲不壞，特別對季節性強的食品，如果能在淡季吃些罐頭食品，真是既方便又解饞。

有些家長也這樣認為，罐頭味道鮮美是兒童的理想食品，同樣也具有豐富的營養，同時還不用為存放時間長短而煩惱。罐頭雖味美，但兒童不宜多食。

目前，市場內所出售的罐頭種類繁多，原料不一，但其製作過程大體都是一樣的，為達到色、味俱佳及長期儲存的效果，其中要加入一定量的食品添加劑，而添加劑有微量毒性，這些物質對成年人影響不大，但對正在發育的兒童卻有很大的影響。

由於兒童肝臟解毒功能還不完善，如果食用罐頭太多，身體長時間超過了處理這些物質的最大限度，則會影響兒童身體健康。再者，很多水果罐頭中大都浸泡在含糖量很高的溶液中，有的糖汁含糖濃度幾乎達到飽和，如果兒童常食用這類罐頭，等於吃進了大量的糖，這些糖可在體內轉變成脂肪儲存，久而久之，不但會導致兒童肥胖症的發生，而且還會誘發其他疾患。醫學研究中發現，由於兒童胰島功能

發育不全，體內胰島素分泌量較少，大量食用含糖過多的罐頭，誘發糖尿病的可能性大大超過了吃同等量的成年人。

　　由此看來，罐頭食品雖然以方便、味美而聞名，但是對於兒童來說，還是少吃為宜；即便是成年人也不要過量食用。

食材雙面刃：

　　當罐頭食品煮熟、裝罐、排氣、密封後，常常還要採用超高溫消毒滅菌，（一百度～一百二十度，時間大約為十～二十分鐘，視食物的品種、老嫩、罐內的酸鹼度而略有差別）。這樣一來，罐頭中的維生素經過高溫加熱處理以及存放時間長會有相當多的損失。據研究，罐頭食品經過加熱處理後，百分之五十以上的維生素 C 已經被破壞掉。所以，吃罐頭食品並不利於維生素 C 的補充，而維生素 C 又是兒童生長發育所必需的。

美味指南：

　　儘管罐頭不宜多吃，但是我們有些時候還是難以抵擋這種美味的誘惑。但需要大家注意的是，我們在食用罐頭時，不僅要控制食量，而且還要學會挑選罐頭。因為製造罐頭時要經過蒸煮，罐肉食品中的水變成蒸氣，封罐冷卻後蒸氣又凝結成水，罐內空氣變稀薄，外面的大氣就會將罐頭頂部壓幣癟一些。因此，品質好的罐頭頂部不是平的，而是稍凹的，如果罐頭食品變質腐敗產生了氣體，頂端就會脹得凸出來。所以，大家再選擇罐頭食品時一定要注意。

　　附錄：罐頭加工後損失維生素 C 大約有 10％～ 60％，維生素 B1 損失
　　　　 20％～ 80％，維生素 B2 與維生素 PP 損失不到 10％，泛酸損失

20%～30%，維生素 A 損失 15%～20%。

77. 兒童不要與果汁為伴

凡食總以少為益。

———《老老恒言》

進入夏季之後，各大超市裡又開始擺滿了各種各樣的果汁飲料，這些果汁營養豐富，而且口感也特別的好，讓人無所適從。尤其是對於兒童，果汁幾乎成為了他們的「伴侶」。然而，要提醒家長朋友，不要讓兒童過多飲用果汁飲料，否則會對他們的健康發育造成不良的影響。

有研究調查資料表明，過度飲用果汁飲料的兒童，其身體發育呈兩極分化，要麼過瘦，要麼過胖。果汁含有的營養要比水果少很多。當水果壓榨成果汁時，果肉被去除了。在這個過程中，維生素 C 也大大減少了，而維生素 C 是人體必須大量攝取的。

要知道，果汁並不等於水果。果汁中也含有一部分營養成分，例如維生素、礦物質、糖分和膳食纖維中的果膠等。那麼，比起水和碳酸飲料來說，果汁的確實有它的相當優勢。但是大部分果汁之所以好喝，也是因為其中加入了糖、甜味劑、酸味料等成分的結果。但是這些成分在體內不容易被分解代謝掉，這些物質長期攝取過多會使體內環境的酸鹼度失去平衡，導致多種疾病發生。另外，果汁飲料中人工色素的危害也不容忽視的，當過量色素進入兒童體內，容易沉著在他們消化道黏膜上，從而引起食慾下降和消化不良，不僅干擾體內多種

221

酶的功能，對新陳代謝和身體發育也會造成不良影響。

此外，果汁中含有大量的糖。醫學研究發現，過多攝取果汁會擾亂消化系統的正常工作，影響兒童胃腸道的消化吸收功能。這是由於果汁中的果糖和大量的鉀離子對腸道產生刺激的作用，這樣不利於胃黏膜的修復，同時果糖在腸道內積聚，會使腸液的分泌增加，產生腹痛、腹瀉等症狀。而過多的糖分被攝取後，則會在體內轉化為脂肪，脂肪在體內堆積便會導致肥胖症。肥胖症不僅是高血壓、糖尿病的誘發因素，而且可能會影響到兒童的生殖健康。

那些特別愛喝果汁飲品兒童一定要適量，否則會引起「果汁症候群」。家長朋友們要注意，最好不要讓兒童空腹時喝酸度較高的果汁，要吃些主食再喝，以免胃不舒服。因此，對於兒童來說新鮮水果永遠是最好的選擇。

食材雙面刃：

果汁在生產的過程中有一些添加物必然會影響果汁的營養價值，像甜味劑、防腐劑、使果汁清亮的凝固劑、防止果汁變色的添加劑等。此外，未經高溫消毒的果汁也是不安全的。這些果汁對於健康成年人來說，也許危險不大，但是，對兒童、老人和其他免疫力低下的人群，最好不要喝這樣的果汁，因為這種果汁中一些有害菌沒有被殺死。因此，我們在買果汁飲料時一定要選好、看好。

美味指南：

在購買果汁時，首先要留意一下標籤的注明成分。例如：糖和果汁的百分比。百分之百純果汁應具有近似新鮮水果的色澤；如果

汁的百分比含量很低，表示飲料內可能加了不少糖分或一些添加劑。一般果汁的外觀，應該清澈透明，沒有任何的漂浮物和沉澱物。如果瓶底有雜質則說明該飲料已經變質，不能再飲用。其次，在選用果汁時可以聞一聞其氣味。百分之百純果汁具有水果的清香，偽劣的果汁產品聞起來有酸味和澀味。最後是品嘗其口感。百分之百純果汁是新鮮水果的原味，入口酸甜適宜（橙汁入口偏酸）劣質品往往入口不自然。大家選擇果汁飲料時一定要注意以上這些。

附錄： 用柑橘，柚子，鳳梨等製作的無菌果汁在冰箱內最多可以保存七至十天。其他低酸性的果汁，如蘋果、葡萄，在打開瓶蓋後能保存一週。如果你買的是未經高溫消毒的果汁，即使你沒有打開，一週內你也一定也要將它喝掉。

78. 剩菜不宜再回鍋

經典這樣說：

凡飲食滋味，以養於生，食之有妨，反能為害。

————《金匱要略》

在現實生活中，很多人為了節省，經常會把家中的剩飯菜一次次加熱，以為這樣就可以防止飯菜變質。其實從醫學角度分析，這種觀點並不完全正確。因為有些食物的毒素僅憑加熱是不能消除的。

通常情況下，食物只要透過高溫加熱，幾分鐘之後就會消滅某些細菌、病毒和寄生蟲卵。但是對於食物中細菌釋放的化學性毒素來說，加熱就不會達到有效的殺毒作用了。這樣不但不會破壞掉食物中的毒素，還會使食物中的細菌進一步繁殖成長。

攝取這種汙染食物後，經幾個小時的短潛伏期後會急驟發病，先有流涎噁心，迅即發生嘔吐，胃部不適、上腹疼痛或腹瀉水樣便，體溫大多正常。多數病人在一～二天內症狀會自動消失並很快恢復，但嚴重者會發生虛脫或休克的症狀。

在各種蔬菜中還含有不同量的硝酸鹽。硝酸鹽本身是無毒的，但經過蔬菜運輸、儲藏及烹飪過程中，硝酸鹽會被細菌還原成為酶的細菌，如大腸桿菌的作用，這時就會產生大量有毒的亞硝酸鹽。尤其是隔夜剩下的菜，經過長時間的鹽漬，亞硝酸鹽的含量就會明顯增加。亞硝酸鹽本身的性質是很穩定的，但經過高溫加熱後並不會完全被揮發掉，此時它的毒性會更強，這樣很容易使人發生中毒現象。

78. 剩菜不宜再回鍋

除了上述這些內容，剩餘的飯菜在保存過程中，還會受到周圍環境的汙染，一些菜中由於烹飪不當往往殘留一些未被殺死的致病微生物，當人們在食用這些未經處理的剩飯菜時，就很可能會感染上某些疾病。

另外，像發芽的馬鈴薯中含有的茄鹼、黴變的花生中所含的黃麴毒素等都是加熱無法破壞消滅的。因此，我們每頓飯菜應適當處理，避免吃剩飯剩菜。即使有剩餘食品，也要注意保存和食用方法。

食材雙面刃：

葡萄球菌性食物中毒易發生在夏季，但是只要我們加強飲食管理，是完全可以防治的。首先，要注意食品不被化膿性感染源及攜帶病菌的器具所汙染；另外，最簡便有效的措施就是將時間過久，尤其是有餿味的剩飯菜倒掉，這樣你就杜絕了腸毒素的入侵之路。此外，營養學專家認為，剩飯剩菜不要置於鋁製容器內，更容易產生化學變化，鋁在空氣中會轉化成氧化鋁，這樣會損害人體健康。

美味指南：

處理剩飯菜的方法是：將剩下的飯菜趁溫熱時立即放入冰箱中冷藏，以一般冰箱內的溫度四度來看，雖然無法殺死細菌，但可抑制細菌繼續繁殖。這是因為，三十五度左右的常溫下是細菌最易滋生的溫度，較高、較低的溫度均會影響其繁殖。在十度以下的環境中，絕大多數細菌的生長速度會放慢，而冰箱保存食物的常用冷藏溫度是四度～八度。而且，飯菜趁熱放入冰箱，並不會影響其營養，但存放食物要生熟分開，最好用保鮮膜或保鮮袋包好。這樣不但防止食物交叉汙染，又能防止食物的水分蒸發，而

且還保存了食物的原汁原味。

附錄： 剩飯要早剩午吃，午剩晚吃，盡量將時間縮短在五至六小時以內。吃
剩飯前要徹底加熱，一般在一百度下加熱到三十分鐘。

79. 吃素食並不等於長壽

安人之本，必資於食。食能排邪而安臟腑，精神爽志，以資血氣。

———《太平聖惠方》

當高血脂、肥胖病正不斷威脅著人們的健康的時候，素食已經成為人們越來越喜歡的一種飲食方式。所謂的素食是指食用不含動物性食品的飲食。除動物蛋白外，素食中其他營養物質基本比較齊全。當然，大多數素食主義者，不是吃齋念佛的人，而是那些最時尚、最具文化修養和經濟實力的白領一族。如今，素食的隊伍正在不斷壯大。

看來，人們對素食是情有獨鍾了。而且還有相當一部分人認為，吃素可以長壽。因此，這些人就光吃素不食葷，可是結果呢？這些人不是造成了營養不良，就是引發了各種疾病。有專家解釋說，純素食所含的蛋白質、脂肪等營養成分，並不能滿足人體內身體新陳代謝的需要。

長期素食者，由於其身體得不到充分的動物蛋白質，會使體內營養素比例發生紊亂，蛋白質入不敷出，會造成人體消瘦、貧血、消化不良，精神不振，記憶力下降，性功能和免疫功能降低，內分泌代謝功能也會發生障礙。而且長期素食還容易感染疾病，促使中老年人早衰和易發生腫瘤。有資料表明，蛋白質不足是引起消化道腫瘤的一個致命的危險因素。特別是在老年人當中有腎功能不良者，攝取過多的

植物蛋白，會加重腎功能的損害。

此外，長期素食的男性還會導致不育。醫學研究發現，如果男子體內缺鋅、錳，會影響腦垂體分泌促生殖腺激素，引起性機能減退，睪丸萎縮，精子數量減少，活力降低，性功能明顯減弱，既而也會影響生育能力。因為鋅和錳多數來源於動物性食物，對於那些平時忌食肉而素食者其生育能力比食肉的男性較低。而對於長期素食的女性來說，長期素食還會影響體內性荷爾蒙的分泌，嚴重時還會造成不孕不育。

因此，對於育齡夫婦來說不宜常食素，應適當吃些魚肉、蛋類、奶類等食品，這樣可增加體內當中的蛋白質、脂肪、礦物質和維生素等物質，以利於生育和健康。

食材雙面刃：

長壽其實是一個很複雜的問題，它包括人體自身環境因素和遺傳因素。環境中的空氣、水土、教育、文化、科學、政治、經濟、人際關係等，許多因素都與長壽有著密切的關係。營養僅是其中的一部分。經過營養學家研究，還不能證實素食有助於長壽，但研究已證實，包括動物蛋白在內的營養平衡飲食，可有助於人類的健康和長壽。

美味指南：

怎麼吃素食更利於我們的健康呢？健康的素食除了選擇天然粗糙素材外，最重要的是選擇好烹調方式，其原則為少油、少鹽、少糖、高纖。而在少油烹調的原則中，並不是我們一點都不吃油，

而是要以適量為宜。我們可利用蒸、滷、燙、烤、涼拌等方式，
避免煎炸、油炸；涼拌菜時不要添加過多的沙拉醬，有時也可利用
檸檬、白醋等食材來調味；使用不沾鍋時先預熱再放油；只要我們
多用點心思就能就能吃出健康的身體。

80. 路邊小吃莫大意

經典這樣說：

夏月不問老少，常吃暖物，至秋必不患赤白痢瘧疾、霍亂。

———《混俗頤生錄》

很多人經常會在路邊的小攤買零食吃，如糖葫蘆、炒瓜子、烤番薯、爆米花等，而一些小販也通常在人們下班高峰期在路邊「登場」，當下班的人們看著一串串大大的糖葫蘆、冒著熱氣的烤番薯、剛出鍋的爆米花，忍不住便上前買一些。

其實，吃這些路邊小吃的時候，稍不注意就會發生細菌性食物中毒。據一些醫院急診科的有關人士介紹，每週都會有不少食物中毒患者到醫院就診，患者絕大多數都是由於吃了路邊不衛生的食品而罹患突發急性胃腸炎和痢疾等疾病。

專家指出，細菌性食物中毒是一種最常見的食物中毒，尤其在春夏季節，細菌滋生活躍，如果不注意就會發生細菌性食物中毒事件。通常情況下引起食物中毒的細菌是沙門氏桿菌和金黃色葡萄球菌。沙門氏桿菌大多存在於動物的腸腔等內臟裡，極易汙染肉、蛋、乳類以及涼拌食物；而金黃色葡萄球菌則大多存在於變色、變質、有異味的食物中，這些食物即使加熱煮沸一～兩小時，仍然存在著很多的病菌。

我們知道，現在的糖葫蘆品種也很多，僅山楂的就有去核、水

果、豆沙、蜜餞等多種口味。可是一些流動的商販,推著輛自行車,在上面插滿了冰糖葫蘆。暫不說,它的製作是否衛生,就是整天把這些糖葫蘆置於外面又怎麼可能保證是乾淨的呢?

另外,像街頭上那些香甜玉米的味道是用香精調味料「催生」出來的,如食用過量同樣會損害身體。

因此,那些貪吃的人們,在一飽口福的同時,可千萬不要忽視路邊小吃的衛生狀況。

食材雙面刃:

路邊小吃多為燒烤類食物,而有資料表明多吃燒烤食品對人體健康不利。因為一般用來烤製的食物在烤製前都要經過醃製,如果醃製時間過長,在食鹽中的亞硝酸鹽就會與肉中蛋白質分解所產生的胺類發生作用,產生具有致癌性的亞硝胺。更可怕的是將食物直接放在炭火上烤,木炭燃燒不完全所產生的致癌物質會留在食物上,吃多了能引起肝癌、皮膚癌、胃癌等疾病。

美味指南:

人們吃了不衛生的食物會發生腹瀉,這時除了注意休息和給予必要抗生素和抗病毒藥物之外,還要特別注意飲食方面的調理。

1. 因為腹瀉時肌體會大量的水分丟失,此時宜增加流質飲食的攝取,如牛奶、藕粉、蔬菜汁、果汁、雞蛋湯、軟麵和稀粥等。這些流質飲食易於消化吸收,而且還含有人體所需的大量電解質。

2. 飲食中可以適當添加一些蔬菜和水果,如番茄、茄子、馬鈴薯、黃瓜、柑橘、山楂等,不僅能夠補充豐富維生素 C 和 B,

而且達到止瀉、收斂作用，還可增加人體內的津液。雞蛋羹攝取後也具有收斂作用，可以保護胃腸黏膜和潰瘍表面。

附錄： 路邊小吃通常會用一些散裝劣質洗滌劑洗刷碗筷，這些洗滌劑無廠名、廠址和衛生許可證，主要出自地下加工廠或私人作坊，俗稱「三無」洗滌劑。用它清洗後的餐具，人體吸收了其中的有害物質，將會引發胃腸道等疾病。

81. 都是自助餐惹的禍

經典這樣說：

不知食宜者，不足以存在也。不明藥忌者，不能以除病也。

———《備急千金要方》

自助餐，顧名思義就是自己隨便吃，只要你的肚子能裝得下，數十樣冷盤、熟食、甜品、飲料等隨意排開，任飲任食。但是，很多營養學專家表示，這種毫不節制的吃法容易積食傷脾，引起消化功能紊亂。

這是因為，許多人在禁不起自助餐誘惑的情況下，往往失去節制，吃的全是一些高脂肪或高熱量的食物，結果使腸胃無法承受負擔，造成消化不良的後果。吃完自助餐後，很多人都會有腹脹、食滯、消化不良的症狀，這時肚子就會被食物擠得滿滿的，令人很不舒服。一般情況下，當有太多食物進入胃部時，不能即時被消化，就會使腸胃部膨脹，引起食滯和消化不良，有的甚至還會落下「自助餐後遺症」。

美國研究人員做過研究，像吃自助餐這樣偶爾的暴飲暴食會使心臟病在隨後幾小時的發病概率顯著增加。當然，不同人群的暴飲暴食對心臟危害的程度也是不一樣的。對於三十歲左右的正常人，因偶爾吃飯過多而導致心臟發病的可能性很小；但對於高膽固醇、高血壓或糖尿病患者來說，危害就大得多了。

在吃到飽餐廳時，很多人還抱著「一定要把這筆錢吃回來」的想

法，老是挑一些名貴的東西吃，生魚片不停的吃；鮑魚湯一喝就是七八碗；蝦子、螃蟹不離嘴……而營養學專家認為，名貴的東西雖好，這類食物大都含有豐富的蛋白質，像鮑魚湯就有很好滋陰補血作用，但任何好的東西都不應過度。高蛋白食物吃得過多不僅會給腸胃造成負擔，引起消化不良，還容易造成人體鈣質的流失，同時，這些高蛋白食物屬於酸性物質，過量食用，容易使人體體液呈現酸性，導致身體酸鹼平衡失調。

總之，在進食自助餐時，還是把心態放平和一些，該吃多少就吃多少，切不可盲目亂吃一氣，否則會給身體帶來不利的影響，這樣可就得不償失了。

食材雙面刃：

吃到飽的程序首先應選擇一些番茄、青菜等食品，適量的沙拉也可增進胃口。也可盡量吃不同種類的肉食，但分量要少，以瘦的為主。雖然蔬菜好，但要小心油量。到了最後階段，最好吃些水果。而各種類型的蛋糕及冰淇淋等，只要分量少吃是沒有什麼問題的。

美味指南：

食滯雖非什麼大病，但感覺也挺難受的。在這裡，我們為你提供了幾種消除食滯的方法。大家可以試一試：
1. 喝茶消化。有人以為吃些易緩解食滯的消化餅就能消化，但消化餅幫助消化的原理在於其含有酵素，它只能達到少許的幫助，而且效果也是因人而異。喝茶卻能幫助分解脂肪，有消化的作用。
2. 參加運動。飽脹不適，坐著或躺著休息不是好辦法，相反，幫

助消化的最佳方法就是運動，但要選溫和的運動，例如散步
一小時。

3. 控制食量。每餐的進食量要減少，就不需刻意再吃消化食物，
否則只會更飽、更不舒服。最好暫時什麼都不吃，至於下一餐
則宜選擇吃清淡食物。

82. 男性喝牛奶要適可而止

經典這樣說：

鼻之所喜不可任也，口之所嗜不可隨也。

———《抱朴子》

牛奶營養豐富，經常喝牛奶有益健康，但牛奶也不宜多喝。有許多專家研究發現，那些多喝牛奶的男性易患前列腺癌。

前列腺癌是男性生殖系統常見的一種惡性腫瘤，根據美國哈佛大學醫學院最近研究表明，一些喜歡吃乳製品的男性與同儕不常吃的男性相比，患前列腺癌的危險的幾率要高。這裡所說的食用的乳製品主要包括脫脂奶、全脂奶和起司等。此項研究對兩萬一千名男性進行了為期十一年的追蹤調查，結果發現：那些每天攝取超過六百毫升牛奶的男性，與那些每天攝取不到一百五十毫克的男性相比，罹患前列腺癌的危險要高於他們百分之三十二。

專家對此解釋說，此次調查中所說的鈣是從牛奶中攝取的。而牛奶中含有動物蛋白，其中所含雄激素比較多，它能夠促進前列腺的增生，會加重男性患前列腺增生的症狀，也促使前列腺癌第一期癌症向第二期癌症的轉變。而動物蛋白是酸性食物，可增加腎臟的負擔，在體內產生大量的氧自由基，這樣就會大大的促進前列腺的衰老。

因此，很多專家建議，患有前列腺疾病的人，即使需要補鈣，也不要選擇那些高熱量、高蛋白、高脂肪的食物，因為這類食物不但會加重前列腺的負擔，而且還容易引發糖尿病、高血脂、高血

壓等疾病。

我們知道，沒有一種食物是完美的，一如每個人都有他的優缺點。那我們要如何攝取牛奶呢？對於男性朋友來說，一定要從「吃」上把住前列腺的入口，要遵照均衡飲食的原則，每天一～兩杯是利大於弊的。同時，為了愛護自己的前列腺，那些愛喝牛奶的男性還是要少喝為宜。

食材雙面刃：

生活中，很多人習慣在飲牛奶時吃一些酸性水果。其實，這種飲用方法是不符合邏輯的。這是因為，酸性水果中含有較多的果酸及維生素 C，當牛奶與其同時食用時，牛奶中的蛋白質會與果酸及維生素 C 凝成塊，不但會影響消化吸收，而且還會出現腹脹、腹痛、腹瀉等症狀。因此，飲用牛奶時不要吃酸性水果。

美味指南：

我們在選購牛奶產品時，應選擇那些規模較大、產品品質和服務品質較好的知名企業的產品。另外，在選購牛奶時，要仔細看產品包裝上的標籤標識，特別是要看配料表和產品成分表，以便於區分產品是純牛奶、還是調味優酪乳，或是果料優酪乳，再根據產品成分表中脂肪含量的多少，選擇自己需要的產品。

附錄： 牛奶不宜久煮，否則會使牛奶的營養價值降低，如果把牛奶加溫達一百度左右時，牛奶的色、香、味會發生變化；還易造成賴胺酸和維生素等的損失。因此，牛奶的加熱以剛沸為度。

83. 喝水過量也會中毒

經典這樣說：

先饑而食，食不過飽；先渴而飲，飲不過多。

———《遵生八箋》

我們知道，人的體重大約有百分之六十～百分之七十是水，腦部組織裡有百分之八十五是水，血液裡百分之九十是水；而人體所需的礦物質百分之二十一來自飲用水。但是在我們一呼一吸之間，水分隨時隨地也會流失，人體每天流失的水分大約為三千毫升。如果流失的水分得不到及時補充，會引起皮膚乾燥，而長期的缺水還會引起膀胱癌、腎結石等疾病。

近十幾年來，飲水健康療法風靡各國，其宣導者認為多喝水能使皮膚更有光澤、更富於彈性，大量飲水能把體內代謝廢物及時清除乾淨，以防止罹患結石。

可見，水對人體是非常重要的，選擇一種清潔、衛生、又能夠提供人體必需微量礦物質、對健康有利的水，對我們來說也是一個不容忽視的問題。但是，有專家提醒人們：喝水過量會引起水中毒！

在炎炎夏日，人們往往玩得忘乎所以、汗流浹背，體內鈉鹽等電解質流失的概率很高，如果此時大量飲水而未補足鹽分，會導致人體內水、鹽的平衡失調，既而會出現頭暈眼花、嘔吐、乏力、四肢肌肉疼痛等輕度水中毒症狀。另外，過量飲用水會導致人體鹽分過度流失，一些水分會被吸收到組織細胞內，使細胞水腫。這時也會出現頭

暈眼花、虛弱無力、心跳加快等症狀，嚴重時甚至還會出現痙攣、意識障礙和昏迷，即水中毒，醫學上稱之為「脫水低鈉血症」。

因此，平時我們在補充水分的同時，一定要注意適量飲水，這樣對我們的健康是十分有必要的。

食材雙面刃：

人們可以養成「早起一杯水」的好習慣，這樣既可以滿足人體生理代謝，又是防病健身的有效措施。它可以稀釋尿液，增加排尿量。一夜過後，人體內積蓄了很多的代謝產物，如果沒有足夠的水分帶動，就不易排出，在體內儲存過久，有害物質會侵入人體，成為身體慢性中毒的來源。「早起一杯水」可使皮膚及皮下脂肪組織有充足的水分，顯得有光澤，這也不失為上班族的一條較好的養顏之道。「早起一杯水」還可以防止心腦血管疾病。補水透過胃入腸，百分之八十的水分由小腸吸收入血液，使血液得到稀釋和淨化，降低了血液的黏稠度，可有效防止心腦血管疾病患者因清晨血液濃縮發生意外。

美味指南：

為了避免生活中由於飲水過多而中毒，我們必需掌握一些喝水的技巧：

1. 平時要多補充鹽分
適當的喝一些淡鹽水，以補充人體大量排出的汗液帶走的礦物質。在 500 毫升飲用水裡加 1 克鹽，適時飲用。這樣即可補充身體需要，同時也可防電解質紊亂。

2. 喝水宜少量多次
口渴時不能一次猛喝，應分多次喝，且每次飲用量要少，以利於

人體吸收。每次以 100 毫升至 150 毫升為宜，間隔時間為半小時。

3. 避免喝過涼的水

夏季氣溫高，人的體溫也較高，喝下大量冷飲容易引起消化系統疾病，最好不要喝 5 度以下的飲品。通常情況下，喝 10 度左右的淡鹽水比較適合。這樣即可降溫解渴，又不傷及腸胃，還能及時補充人體需要的鹽分。

附錄： 具體來說，一個體重 60 公斤的成年人，每天需要 2.5 公斤的水，相當於每公斤體重約為 40 公克水，嬰兒則需要更多些，一般為成年人的 3～4 倍，既每公斤體重每日需水為 120～160 公克。

84. 科學飲茶更健康

經典這樣說：

飲茶宜熱，冷則聚痰，多飲則少睡，久服則消脂。

——《折肱漫錄》

茶是大家熟悉的飲品，而且喝茶的好處多多。但是喝茶也是講究的。從營養學角度來講，需要注意的事情很多，如果飲用不當也會對我們的身體造成危害。那麼怎樣喝茶才有助於我們的健康呢？

1. 新鮮茶葉不宜喝

新鮮的茶葉中含有多酚類物質、醇類物質、醛類物質，這些物質不經過氧化會對我們的身體產生不利的影響，會導致腹瀉、腹脹等不良反應。因此，新茶需要放置一段時間才能飲用。胃酸缺乏的人，或者有慢性胃潰瘍的老年患者更不適合喝新茶。新茶會刺激胃黏膜，產生腸胃不適，還會加重病情。

2. 茶葉選水有講究

泉水不含雜質，用泉水沏茶後色、香、味俱佳；用自來水沏茶，因為水中含微量漂白粉，應將水儲存過夜，使水質軟化，沏茶才會清醇可口。此外，用沸水沏茶會快速溶解茶中的咖啡鹼和多酸類物質，使茶水有苦澀味；沸水還會破壞維生素 C，降低茶的營養價值。因此，應該選用八十度左右的水（即沸水放置片刻）沏茶，味道會更加純正，又不破壞營養物質。

3. 一杯茶要泡幾次為宜

一般的紅茶、綠茶和花茶，沖泡以三次為宜。烏龍茶在沖泡時投葉量比較大，茶葉比較粗，可以多沖泡幾次。以紅碎茶為原料加工成的袋泡茶，通常適宜於一次性沖泡。一杯茶從早泡到晚的做法不可取。理想的沖泡方法是，每天上午沖一杯茶，下午泡一杯茶，這樣既有新鮮感，又有茶香味。

4. 每日飲茶要適量

對於患有神經衰弱、失眠、甲狀腺機能亢進、結核病、心臟病、胃病、腸潰瘍的病人都不適合飲茶，哺乳期及懷孕婦女和嬰幼兒也不宜飲茶。

5. 濃茶不宜經常喝

濃茶也是不宜多喝的。經常飲濃茶易引起貧血，現代醫學研究發現，茶葉中的鞣酸會與三價鐵形成不溶性沉澱，影響了鐵在人體內的吸收，特別是餐後喝茶，會使食物中的鐵因不易吸收而排出體外，引起貧血。經常喝濃茶會使多種營養素流失。營養專家發現，過量飲濃茶會增加尿量，引起鎂、鉀、維生素 B 群等重要營養素的流失。

食材雙面刃：

除了上述注意之外，還要記住：早晨不宜空腹飲茶，因茶中含有很多的茶鹼、咖啡鹼，茶鹼能抑制胃內磷酸二酯酶的活性，使胃酸大量增加，同時空腹時腸道蠕動也較快，因而會引起胃部不適。對平常飲茶少的人而言，如果早晨空腹飲用濃茶，可能引起頭昏、心悸等不適症狀。這點對於初期飲茶的人來說尤為重要。

美味指南：

1. 苦瓜茶

苦瓜 1 個。先將苦瓜截斷去瓤，納入茶葉，再接合，懸掛通風處陰乾。用時，可取適量水煎或開水沖泡，代茶飲。本品可治療中暑發熱病症。

2. 茶葉飯

茶葉、粳米各適量。將適量的茶葉用開水浸泡幾分鐘，過濾後加米煮熟即可。本品具有健脾益胃，清熱解毒，提神醒腦，對防治心血管疾病、預防胃腸傳染病及減肥美膚等也具有一定的作用。

附錄： 現代醫學研究表明，飲茶具有防癌作用，要想達到防癌效果，每日最好飲用十杯綠茶，但是，即使喜歡飲茶的人每日也難以飲用十杯綠茶，而只是將此作為目標而已。在就餐或吃點心的時候，請養成飲用綠茶的習慣，至少達到五杯飲用量。

85. 酒後飲茶要當心

經典這樣說：

飲酒後不欲得飲冷水冷茶，多為酒引入腎藏為停毒水，即須去之。多時必腰膝沉重，膀胱冷痛，兼患水腫，消渴、攣躄之疾。

———《混俗頤生錄》

茶是千家萬戶的常用飲料，如今它已成為世界三大無酒精飲料之一。也可說它是健康飲料，但酒後應盡量不要立即飲茶。

很多人在酒後往往愛飲茶，他們認為酒後喝一杯濃茶有解酒、益健康的作用。也有人說，飲茶能使大腦興奮、清醒，從而達到醒酒的效果。其實這是一種錯誤的觀念。李時珍在《本草綱目》中對酒後飲茶的危害作了明確的表述：酒後飲茶傷腎，腰腿墜重，膀胱冷痛，兼患痰飲水腫。

中醫學認為，酒性溫而味辛，入肺、肝二經。飲酒後使陽氣上升，肺氣增強；而茶味甘苦，微寒，屬陰，主降，如果酒後飲茶對腎臟不利。酒精進入肝臟後，透過酶的作用分解成水和二氧化碳，經腎臟排出體外。而茶鹼有利尿作用，濃茶中含有大量的茶鹼，會使尚未分解的酒精過早的進入腎臟。酒精對腎臟有很大的損傷，易造成寒滯導致的小便頻濁和大便乾燥等症。

酒後喝茶的害處，還不僅於此。茶中還含有大量鞣酸能與蛋白質合成具有吸收性的靶酸蛋白質，這種蛋白質增加了有毒物質對肝臟的毒害作用，從而引起脂肪肝。經常如此，會對我們肝臟造成嚴

重的危害。

　　此外，現代醫學透過對酒後喝茶人的生化變化研究表明，茶非但不能解酒，相反，還會加重酒後的各種症狀。酒精對心血管有很大的刺激性，而濃茶同樣有興奮心臟的作用，喝完酒再喝茶，兩者合二為一，更增強了對心臟的刺激。所以，對心臟功能欠佳的人來說，其後果是可想而知的。

　　在這裡要奉勸諸位朋友，酒後不要立即飲茶，尤其是不能飲大量濃茶。最好吃些柑橘、梨、蘋果之類的水果，或喝一些果汁及糖水之類的飲品，這樣既能潤燥化食，又可幫助解酒。

食材雙面刃：

　　為了保護我們的身體健康，最好適當控制飲酒量，要避免空腹飲酒。尤其是在外面忙於應酬較多的人，在飯桌上喝酒、吸菸又同時喝茶，這幾種嗜好如果同時發生，會給身體帶來不利的影響。

美味指南：

　　蜂蜜是解酒的一種有效飲品。這是因為蜂蜜中含有大多數水果中沒有的特殊果糖，可以幫助促進酒精的分解吸收，能有效減輕因酒醉之後發生的頭暈、頭痛、發熱等這些難受的症狀可得到緩解。另外，蜂蜜還有催眠的作用，能使人很快入睡，第二天早晨起床後也不會感到頭痛。還有一點蜂蜜可以保護肝臟，飲酒前喝些蜂蜜還可達到保護肝臟的作用，使肝臟不會受到酒精的傷害。

附錄： 倘若吃完飯後立即喝茶，時間長了容易誘發貧血，而等到飯後一
　　　 小時，食物中的鐵質已經基本吸收完，這時候喝茶就不會影響鐵
　　　 的吸收了。

86. 茶水煮飯好吃又防病

平平靜靜的吃粗茶淡飯，勝於提心吊膽的吃大酒大肉。

———伊索

　　一直以來，米飯是東方家庭餐桌上的主食，人們通常都喜歡吃新米，因為新米帶著清醇的米香。其實，想吃到清香撲鼻的米飯，並不一定要選新米，用茶水煮飯就可以獲得色、香、味俱佳的飯食。最令人稱奇的是，茶水煮飯還有去膩、潔口、化食和防治疾病的好處。《本草拾遺》記載，茶水煮飯「久食令人瘦」。說的是，經常吃加有茶葉的飯菜，可以幫助消化，有效分解脂肪。據現代醫學研究分析，經常吃茶水煮的米飯有下面幾種好處。

1. 可以防中風

　　我們知道，腦中風的主要原因之一，就是人體內生成過氧化脂肪，從而使血管壁失去了一定的彈性，而茶水中的鞣酸，正好有遏制過氧化脂肪生成的作用，因此用茶水煮飯能夠有效預防中風。

2. 可以防止心血管疾病

　　據研究表明，茶葉的主要成分為茶多酚，茶多酚約占水浸出物的百分之七十～百分之八十。科學實驗證明，茶多酚能夠增強微血管的韌性，防止微血管壁破裂而出血。而且，茶多酚還能夠降低血膽固醇，抑制動脈粥狀硬化。中老年人常吃茶水煮飯，能夠有效軟化血管，降低血脂，防治心血管疾病。

3. 可防治牙齒疾病

茶葉中所含的氟化物，是牙本質中不可缺少的重要物質。如果能不斷有少量氟化物浸入牙組織，就能增強牙齒的堅韌性和抗酸能力，防止齲齒的發生。

4. 可以防癌

茶葉中的茶多酚能夠阻斷亞硝胺在人體內的合成。胺和亞硝酸鹽是食物中廣泛存在的物質，它們在三十七度的溫度和適當酸度的情況下，就會生成能致癌的亞硝胺，而茶水煮飯可以有效防止亞硝胺的形成，從而達到防治消化道腫瘤的目的。

食材雙面刃：

茶水煮飯不僅有上述的好處，而且它還能增強我們的消化功能。這是因為茶葉當中多酚類物質進入體內之後能夠促進人體內消化液的分泌，體內得到酶類消化液，這類酶都屬於酸性物質，它在酸性環境作用下比較容易發揮作用。這時多酚類物質就能促進消化液能更好的發揮作用，這對於增強人體的腸胃消化功能是很有好處的。

美味指南：

用茶水煮飯的方法其實很簡單：先取茶葉 3 克左右，用 500 克的開水浸泡 10 分鐘左右，然後用一小塊潔淨的紗布，將茶水過濾去渣後備用；但需要注意的是，不可用隔夜茶水；再將淘淨乾淨的米放入鍋內，把茶水倒入飯鍋中，使水高出米麵 3 公分左右，待煮熟之後即可食用。

附錄： 茶葉含蛋白質、維生素、少量 β- 胡蘿蔔素、微量元素硒、鋅、銅、
錳，還含咖啡因、可可豆鹼、茶鹼、黃嘌呤、鞣質、茶胺酸、茶多
酚、五羥黃酮、綠原酸、兒茶素、鞣酸等。

87. 看電視時不妨喝點茶

經典這樣說：

論功可以療百疾，輕身久服勝胡麻。

───《茶歌》

隨著人民群眾生活水準的提高，如今家家戶戶幾乎都有液晶大尺寸電視、智慧型手機等，電視機在日益豐富人們娛樂文化的同時，也誘發了由於看電視不當而引起的多種疾病。

生活中大家也許都知道，當你在打開電視之後，螢幕會有電磁波輻射，這種電磁波輻射對人們的健康是不利的。如果看電視時間較長或因看電視時距離太近，這樣時間一長對人體的功能也會產生不良的影響。

而茶葉有抗電磁波輻射的作用，被人們稱為「原子時代的飲料」。如果我們在看電視時能喝點茶，可以有效減少電視電磁波輻射的危害，對保護人體器官的功能有顯著的作用。經過現代醫學研究表明，茶葉中的可溶茶具有抗電磁波輻射，增加白血球的作用，是從事 X 光工作者的一種有效防護品；同時還可以改善白血球細胞分類異常和血小板減少的現象。所謂的可溶茶，就是成品茶用一定量熱水提取過濾出茶湯，濃縮後加入環糊精（以減弱即溶茶成品的強吸濕性），並充入二氧化碳氣體，進行噴霧乾燥或冷凍乾燥後即成粉末狀或顆粒狀的即溶茶。可溶茶成品必須密封包裝，以防吸濕。可溶茶能夠溶於熱水或冷水，沖飲十分方便。如果我們每天在看電視時喝上幾杯這樣的即溶

茶，就大可不必擔憂電視的輻射了。

另外，看電視時間久了，人的視力會逐漸減退，特別是收看電視會大量消耗眼中視紫質，從而引起視力進一步衰退。這是由於視網膜上的視桿細胞中的視紫質大量消耗的緣故。而茶葉中還含有豐富的 β-胡蘿蔔素，被人體吸收後能迅速轉化為維生素 A。維生素 A 不但能合成視紫質，還能使眼睛在暗光下看東西更清楚，預防夜盲症的發生。

食材雙面刃：

儘管飲茶有很多好外，但要應用適當。因為茶能使心跳加快，會引起血壓升高，患有高血壓的病人不宜飲濃茶；失眠患者不宜飲濃茶；有習慣性便祕的人不宜大量飲茶；產婦不宜飲濃茶，因為茶有收斂作用，會引起乳汁分泌的減少。

美味指南：

我們在泡茶時最好選用紫砂壺沏茶。因為紫砂壺是用砂泥燒製而成的，用它泡茶具有這樣的優點：用紫砂壺泡茶能夠使茶香保持長久。這是由於紫砂壺嘴小，壺蓋比較嚴實等因素，能有效防止茶香過早的飄散。紫砂壺放置時間久後，茶壺內壁可以形成一層棕紅色的茶香，不放茶葉也可沖泡出色濃味香的茶來。此外，用紫砂壺泡茶，茶水保溫時間很長，這是由於壺壁的內部存在著許多小氣泡，每個氣泡裡面充滿不流動的空氣。空氣是熱的不良導體，所以，用紫砂壺泡茶也有很好的保溫作用。

附錄： 茶葉具有吸濕性、氧化性和吸收異味的特性，因此茶葉宜存放在乾燥、無異味、不透氣的包裝容器內。

88. 貪吃冷飲有損健康

難為全斷飲冷，但刻意少飲，勿與生硬果菜、油膩、甜食相犯，亦不至生病也。

——《醫說》

進入酷暑炎熱的夏季之後，往往會使人感到口渴心焦，尤其是運動後，有的人為了求得一時的涼爽，會用多飲或快飲冷飲的方法來快速緩解降溫。殊不知，當你在享受舒服痛快的同時，我們的身體健康也在慢慢的受到嚴重的傷害。

有的人在飲用冷飲時速度很快，飲用後會覺得額頭、太陽穴等部位出現劇烈疼痛，這是因為太涼的冷飲刺激頭部神經所引起的。持續快速飲用冷飲會使咽喉部血管收縮，導致口唇青紫、牙關緊閉，甚至會出現全身顫抖、呼吸困難等。此外，過量吃冷食，還會使胃黏膜受刺激痙攣，可能導致腹痛、腹瀉、冷汗、嘔吐等症狀。

食用過多冷飲，還會沖淡胃液，影響消化吸收功能，並刺激腸道，使胃腸蠕動亢進，縮短食物在小腸內停留的時間，影響人體對食物中營養成分的吸收，從而導致人體的抵抗能力下降。特別是患有急慢性腸胃道疾病者，更應少吃或不吃。中醫學也講究「熱無灼灼，寒無蒼蒼」，這是告誡人們：熱食不要太燙，寒食不要太涼。

醫學研究表明，夏季體內陽氣在外，陰氣內伏，患有慢性支氣管炎、肺氣腫、肺心病、哮喘、關節炎等這些屬於虛寒的病人，他們平

時對寒冷刺激頗為敏感，如果這時過量食用冷飲食品，必然會進一步損傷陽氣，導致舊病復發。

凡事都要有個尺度，在酷熱難耐的夏季裡喝上一杯冰鎮的飲料，再吃上一根冰涼爽口的雪糕，確實能讓人身心舒暢，在感受絲絲的涼意的同時，莫讓清涼舒爽的快感損傷身體。因此大家不要為了逞一時之快，過急、過量飲用冷飲，為了你的健康，請拿捏好「適度」這一關。

食材雙面刃：

專家指出，人在大汗淋漓之後不要立即進食冷飲。因為在大汗淋漓時，人的體溫會升高，咽喉也會充血，此時吃冷飲，胃腸和咽喉因突然受到冷的刺激會引起腹瀉或咽喉發炎疼痛等。因此，大汗淋漓時要先擦乾汗水，最好能喝上一杯溫熱的茶水，再吃冷飲。但要注意，喝飲料不能代替飲水，解暑還是茶水為好，溫熱的茶水是夏季較理想的飲料。

美味指南：

1. 冷飲不宜過多飲用，因為冷飲中含有糖類等高熱量的物質，過多飲用易導致身體肥胖。
2. 在炎炎夏日喝冷飲也要同喝熱湯一樣，細細品味，慢慢飲下。
3. 路邊小攤上的冷飲切不可亂喝。在選購時認真查看製造日期和保存期限，盡量選擇製造日期較近的產品，沒有品牌的汽水或冰棒應慎用。
4. 一般的果汁類飲料都沒有沉澱物；瓶裝飲料應該不漏氣；開瓶後應有香味；鮮乳為乳白色，乳汁均勻，有乳香味；無沉澱、

凝塊和雜質。所以，大家選擇冷飲時一定要注意這幾方面。

附錄： 一般情況下，冷飲的攝取量，一次以 150ml 左右為宜。

89. 飲用功能性飲料要有針對性

經典這樣說：

大渴不大飲，大饑不大食。

——《壽世保元》

炎炎夏日，飲料市場也會變得熱火朝天。各種各樣的新潮「功能性飲料」也是讓人眼花繚亂，許多人都喜歡喝功能性飲料，因為這種飲料號稱有恢復體力、補充營養等各種功效。但營養學專家說：功能飲料如果飲用不當，就會對身體造成傷害。

科學研究指出，市場上很多「功能性飲料」不僅含有糖、維生素B、胺基酸，具有提神醒腦、補充體力的特殊功效，同時它所含咖啡因的量也非常大。這種運動性飲料中的鈉、鉀含量較高，如果長期飲用會損害我們的心臟，而且運動飲料含有電解質，只適合運動以及大量流汗後的人飲用，一般人飲用非但不能解除疲勞，還會給身體增加負擔。

其實，每一種類別的飲料，其具體功效也有各異，更應該強調的是飲用是否適應人群和適宜狀態。如果不能有針對性的飲用，就不會發揮其效用，而且還會對人體造成傷害。由於一些功能性飲料的成分中有其特殊性，比如：強調抗疲勞、提神醒腦的功能性飲料，人們就不宜在睡覺前過多飲用；像一些含有咖啡因等刺激中樞神經成分的功能性飲料，兒童就應該慎用；而且功能性飲料也不是大家都能隨意喝的，如果感覺身體不舒服的話，最好不要喝。

此外，對於心臟病和高血壓患者來說，功能性飲料當中所含的鈉元素可能增加身體負擔，會使心臟負荷增大、血壓升高。如果身體很健康、正常，或是沒有體力消耗、不需要補充能量的人，喝這些功能性飲料除了能夠解渴外，也就沒有太多的意義了。

食材雙面刃：

由於現在市場上的功能飲料並沒有其所衡量的標準，功能飲料並不像商家介紹的那樣具有特殊功效。據有關資料報導，功能飲料作為一種特殊飲料，無論在生產上，還是產品成分的組成方面，與普通飲料有著很大的區別。它不像普通飲料那樣隨隨便便的就可以飲用，合格的功能飲料產品會做出飲用說明，人們在購買時，一定要弄清自己是否適合喝這種飲料。

美味指南：

對於廣大消費者來說，面對各種各樣的「功能性飲料」人們該如何去選擇呢？運動飲料營養專家建議，真正符合高溫條件下生活、運動人員飲用的飲料應具備以下幾點：

1. 這種功能性飲料應含有豐富的電解質成分。它的主要成分包括鈉、鉀、鎂、等幾種離子元素。
2. 這種功能性飲料要含有豐富的維生素 C，補充水分的同時要補充必要的營養素。
3. 這種功能性飲料含糖要適量，因為含有濃度過的高糖分不利於腸道吸收，過低或無糖又不能達到「加速吸收、補充能量」的作用。

90. 不要用飲料來喝藥

藥為治病之器，可以除疾，亦可殺人。若知之不詳，用之不的，小錯則貽誤治療，大謬則關係性命。故醫者於藥不可不精。

———中醫格言

在生活中，有很多孩子不愛吃藥，於是很多家長就用飲料來哄孩子吃藥，甚至有些成年人也會借助於飲料來服用藥物。醫學專家認為，這是極為不符合邏輯的做法。這是因為某些飲料在與某種藥物同時服用會產生一些化學反應，如一些含糖飲料能減慢胃內藥物的排泄速度，延緩藥物的吸收。當這些藥物與甜飲料一同服用時，藥物就完全失去原有的功效，從而降低藥物的治療效果，嚴重時甚至會出現一定的副作用。

專家還指出，一般果汁飲料中含有抗壞血酸等維生素及檸檬酸、蘋果酸、酒石酸等有機酸，如果用果汁飲服阿司匹林、紅黴素，就會使藥性因水解作用而遭到破壞，失去原來的治療效果。牛奶和四環黴素也不能同時服用，因為牛奶中含有的鈣質和磷酸鹽較多，當鈣離子進入胃腸之後，就有可能與異煙肼和四環黴素會形成不溶性的錯合物，這樣不易被胃腸道吸收，同時也減弱了其抗菌作用。因此，含鈣多的食品，如乳製品、黃豆、海帶、鱉、西瓜等都不宜與異煙肼和四環黴素同時服用。

除了上述這些，中醫還認為，帶有苦味的藥具有清熱、泄熱的作

用，同時還可健胃，刺激胃液的分泌，達到增強食慾、可幫助食物更好的消化吸收。如果用冰糖水沖服這些苦味藥物會失去服藥的意義，不能達到防病治病的目的。

另外，因為酒精能增加很多藥物的毒性反應和副作用，所以許多藥在服用時需要二十四小時內不要再飲酒。還有，礦泉水含有多種微量元素，會使四環黴素類藥物、異煙肼的抗菌作用減弱，使強心甙類藥物毒性增強；茶水送服治療貧血的鐵劑，茶中的鞣酸就會與鐵結合，會減弱治療效果。

看來，一些日常生活中我們經常喝到的飲料，不要輕易濫用，更不易用它們來服藥。

食材雙面刃：

很多醫學專家研究都這樣指出，一些鋁罐裝飲料中的鋁含量很高，而人體如果攝取過量的鋁就有可能對早老性痴呆症的病情發展產生影響。研究人員對包括無酒精飲料和啤酒在內的飲料進行了研究，結果表明罐裝非可樂飲料中的鋁的含量是瓶裝的六倍；罐裝可樂飲料的鋁的含量是瓶裝的 三倍。專家們認為，無酒精飲料的酸成分腐蝕了罐壁，從而使飲料中溶有較多的鋁。因此，人們在飲用一些鋁罐裝的飲料時一定要慎重。

美味指南：

飲料分為無酒精飲料和酒精飲料兩類，這是以酒精的含量來區分的。酒精飲料是指酒精含量不超過百分之三，而且大量二氧化碳的氣體成分，略帶果味。像大家所熟悉的果味水果酒、香檳酒等

都屬於酒精飲料。其特點是果香濃郁、酸甜適度、果味醇正、酒香宜人。無酒精飲料含有的酒精量較少，酒精主要是用於溶解香料用。其特點是果香濃郁、酸甜適口，有一定的渾濁度。汽水、橙汁等都屬於無酒精飲料。一般情況下，汽水可以直接飲用，而果汁飲料需要兌一定比例的水後飲用，這樣對人體的健康更為有利。

91. 嗜糖之害甚於吸菸

經典這樣說：

凡有喜嗜之物，不可縱口，當念病從口入，惕然自省。

———《養生四要》

甜食的存在無論是對兒童還是成年人始終都是一種誘惑。專家認為，適當吃一些甜食可以補充人的氣血，還有解除肌肉緊張的作用。不僅如此，糖還可以豐富人們的生活，糕點中適當加些糖可提高人的食慾。

但是如果糖吃得過多，甚至嗜好成癖，不但無益，反而有害健康。世界衛生組織（WHO）曾調查了二十三個國家人口的死亡原因，得出這樣的結論：嗜糖之害甚於吸菸，如果一個人長期食用含糖量高的食物會使他的壽命明顯縮短。

嗜糖之所以會影響人的健康，是因為糖是酸性食物，如果大量食用，不僅會引起齲齒，而且還會使人體內正常的酸鹼度失去平衡，呈現中性或弱酸性環境。人體如果長期處於這樣酸性環境之下就會降低免疫力。

人體內攝取糖分過多，糖在人體內表現為較強的有機酸，導致胃酸的增多，造成胃潰瘍等疾病的發生。體內如果聚集過多的糖可轉化為脂肪，造成肥胖；體內攝取過量糖，會使血液中的膽固醇和三酸甘油酯增多，沉積於動脈血管壁上，導致冠狀動脈硬化、高血壓等疾病的發生。

有營養學家還發現，儘管吃糖可能並不直接導致糖尿病，但長期大量食用甜食會使胰島素分泌過多、碳水化合物和脂肪代謝紊亂，引起人體內環境失調，進而促進糖尿病的發生。

最為人們需要注意的是，過量食糖會導致人體內的免疫力降低，有礙腦細胞代謝，削弱白細胞抗擊外界病毒進攻的能力，加之人體含鈣量不足及鈣元素的減少，都會導致癌症的發生。

由此看來，過多食糖比吸菸要可怕的多，奉勸那些愛吃糖的人們一定少食糖類食品。

食材雙面刃：

除了健康人不宜多食糖外，有此病人更不宜多吃糖。如風濕病（包括風濕關節炎患者），因為體內鹼性物質儲備少是疼痛原因之一，如果再多吃糖，中和去一些鹼，無形中加重了病情。多吃甜食還會使人體內的血液趨向於酸性，這樣並不利於血液的循環，會減弱免疫系統的防禦能力。此外，感冒、肺炎和各種急性感染者也不宜多吃糖。齲齒、心血管疾病、糖尿病人及正在成長發育的兒童最好是不吃或少吃糖。

美味指南：

醫學研究表明，運動員在劇烈運動前可以補充少量的含糖飲料，這樣可以幫助他們提高運動成績；在運動之後及時補糖，還可有效消除疲勞。健康人如果在洗澡前、饑餓時或需要提高注意力時吃一些少量的糖，也是有很多的益處。

附錄： 營養學家推薦的每日攝取白糖總量大約為 30 ～ 40 克，即不要超過
每日攝取總碳水化合物的 10%。在人們常吃的甜食中，一大勺果醬
約含糖 15 克，1 罐可樂約含糖 37 克，1 支餅乾霜淇淋約含糖 10 克，
幾塊餅乾約含糖 10 克……如果我們不注意，30 ～ 40 克糖的數量限
制非常容易超量。

92. 空腹不宜吃這些食物

經典這樣說：

空腹勿食生果，令人膈上熱，骨蒸作癥痔。

———《養性延命錄》

人們在空腹情況下就會饑不擇食，看到什麼食物都想大吃一頓。有專家認為，這樣的做法是極不符合邏輯的，因為在生活中有些食物是不宜空腹食用的。

一個人在空腹狀態下，胃酸分泌會大量增加，胃酸的濃度也會增高。如果胃酸同含有鞣酸、果膠質和可溶性收斂劑等成分的物質相結合，會形成難以溶解的沉澱物所結成的大塊，這樣就會幽門阻塞，結果就會產生一系列不舒適的反應和消化道的疾病。因此，在生活中一些食物是不宜空腹食用的。如：下面幾種食物就不宜空腹食用。

1. 不宜空腹食用含有大量的蛋白質的食物

牛奶、優酪乳、豆漿等食物中含有大量的蛋白質，空腹時飲用，蛋白質將轉化為熱量並迅速消耗掉，根本達不到營養滋補作用。這些食物應該與餅乾、糕點等含麵粉的食品一同食用，或餐後兩小時再喝，或睡前再喝。

2. 不宜空腹飲酒

空腹飲酒會直接刺激胃黏膜，容易引起胃炎、胃潰瘍等疾病。另外，人空腹時本身血糖值非常低，這時飲酒就會出現低血糖，腦組織會因缺乏葡萄糖的供應而發生功能性障礙，會出現頭暈、心悸、出冷

汗及饑餓感，嚴重時還會發生昏迷現象。

3. 不宜空腹飲茶

空腹飲茶容易稀釋胃液，降低人的消化功能，還會引起「茶醉」現象，表現為心慌、頭暈、頭痛、乏力、站立不穩等。此外，如果空腹飲茶，茶中的草酸鈣容易被身體吸收，草酸濃度過度時會與尿液中的鈣結合，形成草酸鈣結晶，並成為結石的核心，因此腎結石患者應盡量少喝茶，尤其是濃茶。

4. 不宜空腹吃糖

糖是一種極易消化吸收的食品，空腹過多食用糖，人體短時間內不能分泌足夠的胰島素來維持血糖的正常水準，會使血液中的血糖急劇升高，而且糖屬於酸性食品，空腹吃糖還會破壞身體內的酸鹼平衡和各種微生物的平衡，對健康極為不利。

5. 柿子、番茄不宜空腹吃

因為這些食物中含有較多的果膠、鞣酸，會與胃酸發生化學反應生成難以溶解的凝膠塊，容易形成胃結石。

6. 香蕉不宜空腹食用

因為香蕉中含有豐富的鎂元素，如果空腹吃香蕉會使人體中的鎂驟然升高而破壞血液中的鎂鈣平衡，會對心血管產生一定的抑制作用，對健康不利。

7. 山楂、橘子不宜空腹食用

因為這些食物中含有大量的有機酸，如，果酸、山楂酸、檸檬酸等，空腹食用會使胃內酸度增加，對胃黏膜造成不良刺激，會導致腹脹、打嗝、泛酸，嚴重時還會加重胃炎和胃潰瘍。

8. 大蒜不宜空腹食用

因為大蒜中含有強烈辛辣的大蒜素，空腹食用大蒜會對胃黏膜、腸道造成劇烈的刺激，容易引起胃腸痙攣和心絞痛。

9. 鳳梨不宜空腹食用

因為鳳梨中含有強酵素，空腹食用時會傷胃，其營養成分只有在飯後才能有效被吸收。

10. 黑棗不宜空腹食用

因為黑棗中含有大量果膠和鞣酸，這些成分與胃酸結合，也會在胃內結成硬塊。

11. 地瓜、番薯不宜空腹食用

因為地瓜和番薯中都含有大量的澱粉和膠質，如果空腹食用會刺激胃壁分泌更多的胃酸，會引起燒心、打嗝等不適感。

食材雙面刃：

我們知道，飲水隨時隨地都可以，口渴時才飲用往往只能解渴，未能濟於事。專家指出，人在空腹時飲水最容易被人體吸收，因此有效的飲水方法就是在空腹時飲用，這時水會直接從消化管道中流通，被人體吸收；如果人在吃飽後再飲水，對身體健康所起的作用遠遠不如空腹時飲水的效果好。

美味指南：

苦瓜 1 個，植物油、精鹽各少許。先將苦瓜洗淨去掉籽和瓤，可把苦瓜切成塊或片，然後再用少量植物油、精鹽炒後食用即可。也可每天早晨可空腹食用一個苦瓜，大的可吃半個，小的可吃

一個，堅持連續吃 20 天以上會收到降低血三酸甘油酯總膽固酯的功效。

93. 為了你的容顏，不要亂吃

經典這樣說：

世界上沒有比結實的肌肉和健康的皮膚更美麗的衣裳。

———馬雅可夫斯基

愛美是人的天性，特別是女性朋友都希望能夠透過化妝，使自己更迷人、更具有魅力。利用天然食物用於美容，既可避免美容產品引起皮膚過敏，又能獲得簡便、易學、廉價、無副作用等功效。

利用天然食物進行美容，已具有悠久的歷史了。但是並不是所有的人都適合用食物來美容，因為每個人的膚質、生理因素、生病情況和個體特殊需要的情況都不盡相同。要想透過食物來美容必須根據個人的具體情況，設計適合自身的美容飲食。否則，不僅起不到美容的效果，而且還有「毀容」的危險。

一、美容專家指出，患有黃褐斑、雀斑的人，不宜過多食用黑豆、芝麻等含黑色素較多的食物，而應多食富含維生素 C、維生素 E 及核酸的食物，如魚、蝦、酵母、肝臟、木耳、蘑菇、花粉等。同時，還可以在飲食中增加一些可谷胱甘肽的食物，如大蔥、小蔥、番茄、大蒜、萵苣、洋蔥等。

二、患有痤瘡和皮脂分泌過多的人，不宜過食油膩食物，如肥肉等；要少食含糖高的食物，以防止血液酸化，皮膚排泄物增多；不要吃辛辣食物，如辣椒、烈酒等，以減少皮脂分泌的刺激。

三、患濕疹和皮膚敏感的人，不要過吃魚、蝦、蟹等易引起皮膚

過敏的高蛋白物質的食物；某些易發生過敏反應的蔬菜，如莧菜等也不宜多食。

四、患有白斑的人不宜多食含維生素 C 豐富的食物，以免使白斑增加，使病情加重。

當然，在現實生活中，我們在患病期間具體哪些食物不宜食用，還要遵從醫囑，切不可盲目亂吃。

食材雙面刃：

美容專家建議，對於健康人來說以下食物能夠達到美容作用。如每天喝八～十杯的溫開水，可保持皮膚豐潤光澤；粗糧糙米、豆類，供給皮膚所需特別養分；綠色蔬菜，如莧菜、青菜等，含有大量維生素與礦物質，具有美容作用；西瓜、哈密瓜，既補水分又能提供營養；豬皮含有膠原蛋白及彈性蛋白頗多，可增強皮膚柔潤度及彈性；脫脂奶與低脂奶起司，熱量低而含鈣多，可柔軟皮膚，強壯筋骨；柑橘類水果；含豐富維生素 C，可有效防止臉部微血管破裂與色素斑的形成。

美味指南：

1. 瓜類美容法
黃瓜具有美容的作用。其方法是：將黃瓜洗淨後切成薄片，貼在臉部上，讓瓜汁中的營養成分深入皮膚吸去皮膚表層的汙穢，15 分鐘左右用清水洗淨，再用手輕輕按摩臉部即可。新鮮絲瓜也可美容。其方法是：將絲瓜去皮後壓出瓜汁，與等量蜂蜜攪勻，取適量塗在臉上，大約 15 分鐘左右，此方法具有去皺潔膚的功效。

2. 果汁美容法
胡蘿蔔汁美容：胡蘿蔔汁中含有豐富的 β- 胡蘿蔔素和維生素等物

質，這些物質能夠刺激皮膚的新陳代謝，增進人體的血液循環，從而使膚色看上去更加亮澤紅潤，對美容護膚有特殊的功效。胡蘿蔔汁最好在早晨空腹時喝，因為，這更利於胃腸吸收。鮮桔汁美容：可將橘子直接擠出汁液在臉部塗擦，會使你的肌膚立即變得清爽不膩。這是因為橘子中含有果酸和維生素 C、維生素 A。常用橘子汁擦臉，會使人的皮膚抵抗力增強，從而減少皮膚的乾燥，同樣也可達到護膚美容的功效。

附錄： 食物中的維生素是一種天然的化妝品，是肉眼看不到的要素，對美容具有特別的功效。維生素能使皮膚白嫩結實有力，同時使衰老的皮膚細胞新陳代謝、痊癒傷口、防止皮膚乾燥。

94. 氣氛好才能吃得飽

人之當食，須去煩惱。如食五味，必不得暴嗔，多令人神驚。

——《千金要方》

隨著人們生活水準的提高，越來越多的人更注意健康的飲食。可是很少有人強調，在進餐時要保持快樂的情緒和良好的心態。

營養學家認為，環境對人的食慾有很大的影響。食慾的好壞在基本上取決於進餐時的氣氛。據有關專家多年研究發現，進餐時的精神狀態比食物品質更為重要。俗話說：「心情舒暢，喝粥也胖。」說明了就餐情緒與氣氛對身體健康有著極為密切的關係。

如果人在不愉快的情緒下就餐，中樞神經會受到抑制，交感神經過度興奮，會引起各種消化液分泌量的減少。同時，人的胃腸功能會出現失調，消化道上各括約肌收縮，消化能力會明顯降低，影響人體對營養的吸收，會出現吞咽困難、脹氣、胃部不適、便祕和消化不良等症狀。有關資料表明，百分之八十患有消化系統癌症的人有吃飯時情緒不好的歷史。

現代醫學認為，人的下丘腦有一群專管食慾的神經細胞，叫做食慾中樞。食慾中樞在人的大腦控制之下，依靠胃部的回饋資訊進行工作，因此也受人的情緒所制約。當人們在情緒愉快時，看到什麼都想吃。因為愉快的情緒會使人的食慾大增，胃腸功能增強；相反，人在憂鬱或苦惱時，會不思飲食，勉強吃下也不能充分消化。如果人在憤

怒和緊張時就餐，胃液分泌量也會大大增加，此時再依賴進食緩解情緒，則容易造成肥胖和心血管疾病。

可見，任何緊張和不安的情緒都會破壞人的食慾，抑制人的唾液分泌，影響人的健康。因此，人們在進餐時應保持良好安定的環境和舒適愉快的心情，盡量避免不良因素的干擾。

如果人們在進餐時保持心情愉悅、精神飽滿，這樣就能增強食慾，並促進消化系統的功能發揮，胃壁、腸道物吸收效果最佳，人體免疫力也會相應增加。

在日常生活中，誰都難免會碰到不愉快、不順心的事，要做到進餐愉悅，就必須克制不良的情緒，轉移注意力，有意識造成一種輕鬆愉快的氣氛，巧妙的加以調整。

食材雙面刃：

在平時，影響人進餐的氣氛或影響食慾的因素主要有：情緒波動太大。剛剛經歷過大的感情衝擊，馬上進餐，會加重消化器官的負擔。心不在焉，雖然吃飯，但心裡老是惦著別的事情，進餐時就不會有食慾。此外，人的體力或腦力勞動消耗過大時，身體還沒有恢復，進餐時便會感覺沒有滋味。而良好的進餐氣氛，應該是愉快、溫暖而又安靜的。

美味指南：

那麼，如何才能擁有良好的進餐心情呢？

1. 可以「以樂侑食」。根據《周禮‧天宮‧膳夫》記載：「以樂侑食，膳夫受祭，品嘗食，王乃食。」意思是，周朝王君在進餐

時要奏樂助興。這說明,在進食中聽一些輕快的樂曲有助於消化吸收。

2. 用鮮花裝點餐桌。在進餐時可以在餐桌上擺上色澤鮮豔的盆花或插花,其豔麗的色彩,馥郁的芬芳,會使大腦處於悠然之境,從而增加人的食慾。

3. 創造和諧的就餐環境。大家在一起就餐時不要說一些影響人情緒的話,也不要在餐桌上爭論問題,要讓餐桌成為全家共用天倫之樂的天地。

4. 要經常變換飯菜的花樣。平時的飯菜花樣要經常變換,這樣能大大增強人的食慾,即使是家常便飯,也會吃得有滋有味。

5. 不要把生活與工作中的不愉快情緒帶到餐桌上,一旦坐在餐桌邊,便要進入吃飯的「角色」,要忘卻一切的煩惱與不快。

95. 食物會讓你變得更快樂

世上最好的醫生是飲食有度、保持平安與喜悅的心情。

———英·史威福特

每天的飲食是否健康，決定一個人在一天的工作或是活動之後是精力充沛、精神愉快，還是筋疲力盡。現代醫學研究表明，透過某些食物是可以緩解人的壓力。

心理學家和營養學家經過幾十年的研究發現，人的情緒和心理狀態可受食物因素的影響。美國科學家透過研究也發現，含糖量高的食物對憂鬱、緊張和易怒行為有緩解作用，這可能與體內血管收縮素「5-羥色胺」有關。當人食入碳水化合物之後，這種血管收縮素在大腦中會不斷增加，可使人的精神狀況得到明顯的改善。

那麼，在現實生活中，有哪些物質會影響人的情緒呢？

1. 膽鹼

這種物質是大腦中神經衝動傳導物質「乙醯膽鹼」的重要成分，它能夠刺激大腦皮層，能增強人的記憶和思考力。富含膽鹼的食物有蛋類、豆類、花椰菜等。

2. 卵磷脂

卵磷脂富含大量的膽鹼，能夠增強神經傳導物質「乙醯膽鹼」的含量。富含卵磷脂的食物有蛋黃、大豆、芝麻、動物肝臟等。

3. 維生素 B 群

在各種維生素中，維生素 B 群對人的情緒作用最突出，它們對人的神經系統的作用最為明顯。

維生素 B1 是神經系統正常髓鞘化過程的必需物質，缺乏時會造成中樞和周圍神經系統的髓鞘發生變性，從而導致一系列神經系統症狀。維生素 B1 能維持神經組織及其活動正常。含有豐富維生素 B1 的食物有奶類、肉類、穀類、內臟類、堅果類及酵母等。

維生素 B2 是某些重要的氧化還原酶的輔基，在氧化磷的酸化過程中起著傳遞氫原子的作用，同時也參與一些胺基酸和脂肪的氧化過程。缺乏維生素 B2 會使神經系統機能活動過程出現問題，導致煩躁多疑、情緒異常以及注意力不集中等症狀。豆類及某些蔬菜，如雪裡紅、油菜、菠菜、等綠葉蔬菜都含有維生素 B2。

維生素 B6 與神經系統的關係密切，其磷酸鹽是重要的輔酶，參與神經介質的合成和胺基酸的代謝過程。維生素 B6 具有明顯的穩定人情緒的作用。

維生素 B12 能夠維持細胞的正常代謝，也是紅血球合成的重要原料之一，可以增進記憶力，消除精神不振。當人體缺乏維生素 B12 時易患有貧血以及身體含氧量降低，進而會產生疲勞現象。含維生素 B12 豐富的食物有豬肉、牛肉、起司等。

4. 維生素 C

維生素 C 具有良好的抗氧化作用，能夠清除因壓力、外在環境產生的自由基，並參與身體氧化還原代謝反應。處在壓力下，身體會消耗更多的維生素 C，因此當你緊張、壓力大時，維生素 C 的補充是不可缺少的。富含維生素 C 的食物有綠豆芽、柳橙、奇異果、甜椒等。

5. 維生素 A

經常從事電腦工作的白領人士，眼睛很容易疲勞，視力下降，補充維生素 A 可以達到預防的作用。胡蘿蔔富含豐富的維生素 A，一天吃上幾根就足夠補充了。

6. 維生素 D

很多人整日在辦公室裡從事緊張的工作，室外活動比較少，日照的機會也不多，容易缺乏維生素 D，時間長了還會罹患骨質疏鬆症，因而需要及時吃些魚、動物肝臟等富含維生素 D 豐富的食物。

7. 鈣

鈣能夠穩定人的情緒，在一定程度上能防止攻擊性和破壞性行為的發生；鈣除了是牙齒與骨骼的組成外，它還是參與神經傳導、肌肉放鬆等荷爾蒙作用的重要角色。因此情緒焦躁不安時，適當補充一些鈣質，有很好的安撫情緒的作用。富含鈣的食物有牛奶、魚乾、豆腐等。

8. 鎂

人體內超過 300 種酵素活化都需要鎂，它除了參與能量代謝作用之外，還可以讓肌肉放鬆，幫助人體調節心跳和心率。富含鎂的食物有五穀類、肉類、深綠色蔬菜及海鮮食品等。

9. 鋅

鋅除了能清除體內當中過氧化物自由基外，也有穩定情緒、減緩疲勞的作用。富含鋅的食物有牡蠣、蝦、蟹、肝臟、肉類等。

綜上所述，一個人要想控制不良的情緒，保持健康的心理精神狀態，除了要加強學習，注意修養，維持良好和諧的人際關係之外，還要善於選擇能夠改善低落情緒的膳食，讓有益身心的食物幫助你轉換

不良的情緒，消除心理壓力。

食材雙面刃：

　　很多人在心情不愉快的時候，覺得大吃一頓可以使人的煩惱和孤獨感減少。但是營養學專家認為，人們透過暴飲暴食來發洩不愉快的心情，這種狀況是非常令人擔憂的，因為暴飲暴食會吃進過量的高脂肪、高蛋白、高糖分的「三高」食物，這些都是酸性食物，會使人的血液和體液偏向於酸性，身體免疫力會下降。此外，暴飲暴食還會影響人的身材及皮膚，而「三高」食物還會影響皮膚的營養均衡，這樣會對那些愛美的人士造成身體和心理上的雙重損害。

美味指南：

1. 番茄排骨湯

番茄 1 個、柴胡 100 克、排骨 300 克、豆腐 1 盒。先將排骨清洗乾淨，入沸水中焯一下。將番茄洗淨，放入熱水中燙一下，然後剝去外皮，切成塊；豆腐切成塊；將柴胡洗淨，鍋中加上述材料，放入適量的清水，用大火煮沸後，轉用小火煮至熟透，加入精鹽調味即可。此湯有疏肝解鬱，消除人體疲勞的功效。對於壓力大、情緒不好的人來說，每週可以吃 1 次，效果還是不錯的。

2. 洋參枸杞茶

西洋參、黃耆、枸杞各 10 克，玫瑰 15 朵。將西洋參、黃耆、枸杞、玫瑰分別洗淨，加入適量的滾水沖泡，燜至二十分鐘後即可。本品具有清心解鬱、補充精神、增強人體免疫力的功能。可代茶飲。

附錄： 人在疲勞時，體內酸性物質會積聚，因而需要適時的用鹼性食物中和
　　　 一下，這樣可以有效減緩疲勞的症狀。因此，在疲勞的時候，應及時
　　　 食用新鮮的蔬菜和一些水產品等鹼性食物。

96. 透過飲食也能戒菸

我們得到生命的時候帶有一個不可少的條件；我們應當勇敢保護它直到最後一分鐘。

———狄更斯

我們都知道，吸菸對人體健康不利，可是由於吸菸成癮讓人很難戒掉。專家們建議，要想輕鬆戒菸，人們不妨從飲食方面入手。

1. 多食富維生素 C 的食物

據有關資料表明，每吸一支菸，人體內就會損耗二十五毫克維生素 C。因此，吸菸者可經常食用一些富含維生素 C 的水果和蔬菜，這樣在消除體內的尼古丁及提高細胞免疫力的同時，還可補充體內維生素 C 的含量。

2. 常飲茶

菸霧中的一些化合物會導致動脈內膜增厚，胃酸分泌量減少及血糖升高等。茶葉中所含的兒茶素等可防止膽固醇在血管壁沉積，增加胃腸蠕動及降低血糖、尿糖等。同時，茶的利尿解毒作用還可使菸中的一些有毒物隨尿液排出，縮短其在體內的停留時間。

3. 常喝牛奶

有專家研究表明，患有慢性支氣管炎的吸菸人群當中有百分之三十一點七不喝牛奶，而每日飲用一杯牛奶的吸菸者，患支氣管炎的危害可降低到百分之二十。這是因為，牛奶中含有豐富的維生素 A，

它可保護氣管黏膜，還可減少炎性刺激。

4. 多吃魚類

愛爾蘭都柏林一家醫院最近的研究顯示，吃魚能夠削減吸菸對身體造成的部分損害。這項研究發現，魚肉中含有的胺基酸可遏止動脈硬化，減少吸菸人死於心臟病及中風的幾率。因此，吸菸者應多吃一些含有不飽和脂肪酸的魚類食品，以減少血液中膽固醇含量。

5. 多吃含硒食物

吸菸會導致人體血液中的硒元素含量偏低，而硒又是防癌抗癌當中不可缺少的一種微量元素。因此，吸菸者也可經常多吃一些含硒豐富的食物，如動物肝臟、海藻及蝦類等。

食材雙面刃：

有專家指出，鹼性食物也有助於戒菸，因為菸癮與人體的酸鹼度有關，如果人體的體液偏酸，口腔中的過多酸性分泌物可迅速除去尼古丁，使吸菸者產生迫切想吸菸的念頭，反之，則會抑制菸癮。因此，吸菸者可多食用一些如牛奶、水果、蔬菜、大豆等鹼性食物，以利於戒菸。

美味指南：

吸菸會影響肺的健康，平時我們可以多吃一些清肺、潤肺的食物，增強肺功能，下面食療大家可以試一試：

1. 清肺百合湯

桑百皮 50 克，百合 75 克，排骨 500 克。先將桑百皮、百合及排骨清洗乾淨。然後再將三者一同放入煲內煮沸，待煲一小時之後即可食用。

2. 潤肺銀耳羹

銀耳 5 克，冰糖適量。先將銀耳泡發後洗淨，撕成片狀，鍋內加入適量水，將銀耳放入鍋內，用大火煮沸後，再改用文火煮一小時，然後加入適量的冰糖，待銀耳燉爛後即可。

3. 潤肺豆漿粥

豆漿 1000 克，糯米 100 克，白糖適量。先將糯米洗淨放入鍋中，加水適量，大火煮沸後改用小火慢慢熬煮，煮至米粒開花時倒入豆漿，繼續熬 10 分鐘，加入適量白糖即可食用。

97. 熬夜時要多吃這些食物

經典這樣說：

養性之道，莫久行、久坐、久臥、久視、久聽、莫強食飲，莫大沉醉，莫大愁憂，莫大哀思。

———《養性延命錄》

隨著現代生活節奏的加快，人們的工作壓力也越來越大，有些人為了提高工作進度，日夜加班。要知道，經常熬夜會使我們的身體的正常功能發生紊亂。這是因為，人體腎上腺皮質激素和生長激素都是在夜間睡眠時進行分泌的。所以，熬夜對我們的身體健康會造成嚴重的影響。

那些經常熬夜工作的人，尤其是那些男性朋友，他們首先想到的就是透過抽菸或喝咖啡來提神。咖啡中的咖啡因的確實能使人精神興奮，不過，咖啡因對提升工作效率可沒什麼效果，它只能維持時間很短。而吸菸有害健康是盡人皆知的。另外，有的人在熬夜時，認為吃大量的甜食可以補充體內的熱量，其實甜食也是熬夜的一大忌諱。這是因為，甜食雖含有很高的熱量，開始時會讓人覺得很興奮，但是它會帶來不良的後果，而且還容易引起肥胖等諸多的問題。

經常熬夜的人，他們完全不顧及自己的健康，工作一夜之後由於眼睛疲勞過度，容易引起視力下降等。專家指出，維生素 A 和維生素 B 對預防視力減弱有一定治療效果。維生素 A 可以調節視網膜感光物質的合成，能提高熬夜工作者對昏暗光線的適應力，可有效防止視覺

疲勞。這時要適當的吃些，如蘿蔔、韭菜、鰻魚等富含維生素 A 的比較多的食物。而 B 群維生素，包括葉酸、菸鹼酸、維生素 B6、維生素 B12 等，它們不僅參與新陳代謝，提供能量，保護神經組織細胞，而且對安定神經、舒緩焦慮緊張也有很多的益處，並且能夠提高記憶力，防止疲勞。富含 B 群維生素的食物有動物肝臟、紅肉、魚、粗糧、大豆食品、牛奶、起司及深綠色葉菜類植物中。

此外，熬夜的人還要適當補充熱量，吃一些水果、蔬菜及蛋白質、豆類食品等來補充體力所消耗的熱量。另外，還可吃一些花生米、杏仁、紅棗、桂圓等果類食品，它們也可達到緩解疲勞的作用。

食材雙面刃：

當然，要維持人的體力和精力僅僅靠吃還是不夠的。對於那些經常熬夜的人來說，還要重視注意加強身體鍛鍊。經過煎熬的一夜後，如果感到精力不足或者昏昏欲睡時，就應到室外活動一下。熬夜之後，還要及時把失去的睡眠補回來。如果時間不允許，可以利用中午的休息時間小睡十分鐘也是很有益處的。這樣能盡快恢復體力，可以使精神重新振作起來。

美味指南：

下面是營養專家向經常熬夜工作的朋友推薦的兩種食譜，效果也是不錯的：
1. 百合蓮子瘦肉煲
蓮子 20 克，百合 20 克，豬瘦肉 100 克，調味料適量。將蓮子、百合、豬肉分別洗淨，並將豬肉切片。鍋內加入清水適量燒開。把上述三者放入鍋內一同煲，待豬肉熟爛後加入調味料即可食

用。本品具有清心潤肺、益氣安神的功效。適用於熬夜後乾咳、
心煩、心悸等。

2. 葛根魚湯

粉葛 250 克，烏魚 1 條，薑絲、油、鹽適量。先將粉葛洗淨切塊，
烏魚洗淨；鍋內加水適量燒開。將粉葛及烏魚放入鍋內一同煲；
待魚熟後加入生薑絲、油、鹽調味即可。吃魚飲湯。每日或隔日 1
次。本品有舒筋活絡、益氣和血、解除肌痛的作用。適用於熬夜
後肌肉酸痛、頸部脹痛者飲用。

附錄： 經常熬夜的人容易導致陰虧陽亢而產生陰虛內熱的症狀，不妨使用藥
膳適當進行調養，這樣可使我們的精力更加充沛。

98. 酒醉者必吃的 9 種食物

經典這樣說：

酒宜節飲，忿宜速懲，欲宜力制。

——《史典 · 願體集》

　　過量飲酒對人的健康顯然是不利的，可是在日常生活中，無論是參加宴會，還是日常飲酒，我們難免都有喝醉的時候。很多人也許都知道酒醉的感覺，那種頭痛、頭暈、反胃、發熱的感覺的確讓人難受。最近，科學研究發現，酒醉者吃這樣幾種食物可緩解酒醉症狀。

　　1. 蜂蜜

　　蜂蜜可治酒後頭痛，蜂蜜中含有一種特殊的果糖，能夠促進酒精的分解吸收，有效減輕頭痛症狀，尤其是紅酒引起的頭痛。此外，蜂蜜還有催眠作用，能幫助人很快入睡，而且再次日起床後就不會再有難受的感覺了。

　　2. 葡萄

　　葡萄中富含酒石酸，能夠與酒中的乙醇相互作用形成酯類物質，從而達到解酒目的，能夠有效緩解酒後的反胃、噁心症狀，還能減輕酒精對身體的傷害。在飲酒前吃上一些葡萄還能夠防酒醉。

　　3. 西瓜汁

　　白酒屬於高熱量飲品，過量飲酒會導致全身發熱，還會使人口渴難耐。這時如果能夠喝上一點西瓜汁，就會使人感覺很舒服。因為西瓜汁有清熱去火的功效，能使酒精快速隨尿液排出。

4. 優酪乳

蒙古人多豪飲，優酪乳正是他們的解酒祕方，一旦酒喝多了，便喝優酪乳來解酒。現代醫學研究表明，優酪乳能夠保護人的胃黏膜，延緩酒精吸收，而且優酪乳中的鈣含量豐富，對緩解酒後煩躁有一定的效果。

5. 柚子

李時珍在《本草綱目》中記載了柚子能夠解酒。現代醫學研究發現，將柚子的肉切成丁，蘸上白糖吃還能消除酒後口腔中散發的酒氣和臭氣。

6. 香蕉

酒後吃一些香蕉，能增加血糖的濃度，降低酒精在血液中的比例，達到解酒目的，減少酒精對身體的傷害。同時，香蕉還能有效消除酒後心悸、胸悶等症狀。

7. 芹菜

芹菜汁能治酒後胃腸不適，這是因為芹菜中含有豐富的分解酒精所需的 B 群維生素。胃腸功能較弱的人在飲酒前喝一些芹菜汁還有一定的預防作用。喝適量的芹菜汁還能有效消除酒後顏面發紅症狀。

8. 橄欖

現代醫學研究表明，橄欖有解酒、清胃熱、促進食慾的功效，它既可直接食用，還可加入冰糖燉服。

9. 豆腐

豆腐也能夠解酒，飲酒時可多選用豆腐類菜餚作下酒菜。因為豆腐中的半胱胺酸是一種主要的胺基酸，它能解乙醛毒，食後能使之迅速排出。

食忌 101

必懂的日常飲食密碼，補品跟毒藥只有一口的距離

食材雙面刃：

一直以來，很多人認為酒後飲濃茶能夠解酒，其實這種說法是錯誤的。李時珍在《本草綱目》中早就有記載：酒後飲茶傷腎，腰腿墜重，膀胱冷痛，兼患痰飲水腫。現代醫學研究也指出，茶水會刺激胃酸分泌，使酒精更容易損傷到胃黏膜；同時，茶水中的茶鹼和酒精一樣會導致心跳加速，更加重了心臟負擔。因此，酒醉後再飲濃茶也是萬萬不可取的。

美味指南：

酒醉者除了食用上面的食物外，還可以用以下幾種方法來解酒：

1. 浸冷水的方法：可用兩條毛巾，浸入冷水，將一條敷在酒醉者的後腦上，一條敷在胸膈上，再將清水不斷灌入口中，這樣可使酒醉者慢慢甦醒。
2. 花露水醒酒法：可將花露水滴在熱毛巾上，輕輕擦拭酒醉者的胸背，太陽穴和肘等部位，這樣可明顯減輕其醉意。

附錄： 人們在早晨時不宜飲酒，因為人從早晨六點鐘開始，體內的醚逐漸上升，到早晨八點到達高峰，若此時飲酒，酒精與醚相結合，會使人整天都感到疲倦。

99. 吃出水潤潤的肌膚

經典這樣說：

有兩種東西喪失之後才會發現它的價值——青春和健康。

———阿拉伯格言

如今，擁有健康亮麗的肌膚，是很多人夢寐以求的。外在的美麗除了需要有品質的護膚品之外，還要吃得健康、吃得營養，這樣對於皮膚也是最好的保養。那麼，想要擁有水潤潤健康的肌膚，該如何來吃呢？

1. 蛋白質

蛋白質是皮膚組織再生重要的原料，攝取充足的蛋白質，可讓體內合成足夠的膠原蛋白，能夠維持肌膚的正常結構與彈性。富含蛋白質的食物有豆類、雞蛋、牛奶、肉類、豬皮等食物。

2. 維生素 A

缺乏維生素 A，會使皮膚組織變得粗糙乾裂，並使表皮容易損傷剝落。維生素 A 另外有個親戚叫維生素 A 酸，常用於外敷治療青春痘及去除角質。維生素 A 攝取過量會中毒，在攝取維生素 A 的補充劑時應注意劑量。富含維生素 A 的食物有動物肝臟、全脂奶及其製品、綠色和黃色蔬菜、胡蘿蔔、青椒、紅心甘薯、南瓜等。

3.B 群維生素

如果人體缺少維生素 B1 會使黏膜過敏和發生皮膚炎症；維生素 B2 能夠保持皮膚新陳代謝正常，使皮膚光潔柔滑，舒展皺褶，減褪色

素，消除斑點。動物肝腎、肉類、瘦肉、奶類、蛋類、糙米、豆類及其製品、綠色蔬菜等都富含豐富的維生素 B 群。

4. 維生素 C

維生素 C 不但具有抗氧化的功能，並且是維持膠原蛋白彈性的重要物質。維生素 C 還可以防止黑色素的過度產生，有利於肌膚美白。經常在空調房間的上班族不但容易流失水分，維生素 C 的消耗量也會比較大，雖然新鮮蔬果中含有大量的維生素 C，但也要注意自己的攝取量。

5. 纖維素

纖維素有利於腸胃蠕動、幫助消化的作用，使皮膚不再因腸道消化不佳而引起皮膚過敏等症狀。

6. 維生素 E

維生素 E 能提高維生素 A 的吸收率，減少和抑制皮膚中脂褐質的產生與沉積，能預防青少年臉部痤瘡，具有護膚養顏、抗衰益壽的效用。堅果、酪梨、李子、草莓、麥芽和植物油等都富含豐富的維生素 D。

7. 鐵

鐵是人體造血的主要元素，如果一個人缺鐵就容易患缺鐵性貧血，出現臉色蒼白、皮膚無光澤、失眠健忘、記憶功能下降、易疲勞等症狀。富含鐵較多的食物有豬肝、海帶、蛤蜊、黑木耳、魚、雞、牛肉、蛋、紫菜、菠菜、芝麻、紅棗、山藥、豆類等。

8. 鋅

鋅也是體內不可缺少的微量元素，它決定著皮膚的光滑及彈性程度。富含鋅的食物有牡蠣、動物肝臟、花生、魚、蛋、奶、肉

及水果等。

食材雙面刃：

我們平時還要注意食物中的酸鹼平衡。如果過量食用酸性食物，會引起皮膚粗糙、暗瘡等皮膚病。血液酸度增高後，會使血液循環減慢，使皮膚細胞失去彈性，變得鬆弛、起皺或出現色素沉著。為了中和體內酸性成分，應吃一些鹼性食物，如蘋果、梨、柑橘和蔬菜等。

美味指南：

1. 白果腐竹湯

腐竹 2 根，雪耳 50 克，薏仁 100 克，白果 100 克，冰糖適量。將白果殼切開兩半，並將所有的原料清洗乾淨，待水滾開後放入上述原料燉煮 1 小時，待涼後加入冰糖即可飲用。白果具有清肺潤喉的作用，能加強肌膚的滋潤度；腐竹含有豐富的蛋白質，會讓乾燥的肌膚變得滋潤細膩。

2. 木瓜鮮魚湯

木瓜 1000 克，鮮草魚 1200 克，乾百合 100 克，胡蘿蔔 1 個，黨參 50 克，薑適量。先將所有的原料清洗乾淨，木瓜去核切塊，待水滾開後將所有的原料放入鍋內，然後用文火燉 2 個小時即可飲用。木瓜性溫，不寒不燥，其中的營養很容易被皮膚直接吸收，特別是能揮發潤肺的功能，而肺部得到滋潤之後，可行氣活血，使身體更容易吸收充足的營養，讓皮膚變得更加嬌嫩潤滑。

3. 葡萄柚果汁

葡萄柚 1 個、柳橙 2 個、百香果 1 個。葡萄柚、柳橙果肉切塊，分別放入榨汁機中榨純汁。移至攪拌器，加入適量的清水與百香果一起攪拌均勻。本品具有平復皮膚疤痕的作用。

100. 從豆中吃出美麗

經典這樣說：

（大豆）令人長肌膚，益顏色，填骨髓，加氣力，補虛能食。

———《延年密錄》

日常生活中，如果我們每餐都吃到一些豆類食品，那麼經過一段時間之後，體內便可以增加纖維的吸收，這樣可減少體內脂肪堆積，增強人體的免疫力，而且還能降低患病的幾率。大豆是植物雌激素中含量最高的食物之一，對於女性朋友的健康有著重要的作用。

1. 黃豆

黃豆有利用於胃腸道的消化和吸收，多食用黃豆能夠潤澤人體的肌膚。毛豆（未成熟的黃豆）中的黃酮物質能防止人體的老化。

2. 豌豆

豌豆的味道甘醇可口，富含各種營養素，它含有大量的維生素 C 及維生素 A。其中，胺基酸含量在眾豆中之首位，對養顏護膚有很好的效果。

3. 四季豆

四季豆具有潤五臟、補氣血的作用，能幫助腸胃吸收和消化，還可防治腳氣，也可保護肌膚令肌膚美麗有光澤。

4. 黑豆

經常食用些黑豆可使頭髮黑亮柔順，黑豆當中的鐵含量比一般的豆類都要高，多吃黑豆可增強體質，抗衰老，可使頭髮烏黑亮麗，

更加動人。

5. 綠豆

綠豆是夏季的防暑佳品，它對消除嘴唇乾燥、嘴部生瘡及痱子等特別的有效果，多吃一些綠豆還可以使人們的雙眼更加美麗明亮。

科學研究證明，中年婦女適當的補充豆類食品，可預防過早衰老，還可調節內分泌及臟器功能，使人在健康的同時更加充滿活力。

食材雙面刃：

患有痛風及高尿酸血症的患者，不宜吃太多的豆類製品，因為豆製品是高紫質食品，很容易使痛風急性發作。豆類中的蛋白質為植物蛋白，一般情況下，人體攝取代謝後，大部分都會成為含氮廢物，由腎臟排出體外。但豆類食物如果吃得過於頻繁，就會導致體內植物蛋白含量過高，此時所產生的含氮廢物也會增加，從而加重腎臟的代謝負擔。另外，很多人吃了豆類後，都會有一定的腹脹，甚至出現腹瀉等症狀。這是因為其中大量的蛋白質會在人體內引起消化不良。因此，患有急性和慢性淺表性胃炎的病人要忌食豆製品，以免刺激胃酸分泌和引起胃腸脹氣。

美味指南：

1. 綠豆枇杷葉粥

綠豆 30 克，枇杷葉 10 克，粳米適量。將枇杷葉去毛，水煎取汁，將綠豆和粳米洗淨一同入鍋內煮粥，將熟時加入藥汁，再繼續煮至粥熟時，加入白糖調勻即可。具有清熱解毒，清暑利水的作用，對於酒糟鼻的治療有一定的功效。

2. 黑豆糯米粥

黑豆 30 克，黑糯米 50 克，紅糖適量。將黑豆與黑糯米分別清洗乾淨；鍋內加入適量清水燒開，再將兩者一同放入鍋內，待煮成粥時，加入紅糖調味即可。每日 2 次，溫熱服用。有益氣補血、養膚潤膚、烏髮美髮的作用。痰濕之體者不宜多食。

附錄：　對於腎臟排泄廢物能力下降的老年人來說，一定要控制豆類的食用量。一般來說，一週吃兩次就足夠了。

101. 水果瘦身大行動

五穀為養，五畜為益，五果為助，五菜為充。

———《養生四要》

肥胖病屬於一種社會性慢性疾病，是由於身體內的熱量攝取大於消耗，造成體內脂肪堆積過多所導致的。肥胖病的診斷標準，除身體脂肪比例增高之外，可按身高和體重比例評價，超過理想體重的百分之二十即為肥胖。超過理想體重百分之二十～百分之三十為輕度肥胖，大於百分之三十～百分之五十為中度肥胖，大於百分之五十為重度肥胖。

目前，大陸成人當中超重率為百分之二十二點八，肥胖率為百分之七點一，肥胖發生的原因通常有兩種，一種是指遺傳生物學基礎，大約百分之四十～百分之七十由遺傳因素決定，百分之六十～百分之三十由環境因素決定；另一種是包括社會、飲食及心理行為因素，其中飲食因素的主要原因是愛吃甜食和油膩食品所引起的。

如今，越來越多的人透過節食來控制自己的體重。其實，我們也可以透過吃水果給自己來一次減肥瘦身大行動。這樣既可以瘦身，又不至於挨餓。當然，並不是什麼樣的水果都有瘦身的作用。因為有些水果中富含單醣和雙醣，如果進食這樣的水果過多也就等於增加了甜食的攝取量，會促使患有老年肥胖症並伴有糖尿病患者的血糖快速升高。

那麼，肥胖人士該吃什麼樣的水果才更利於健康呢？

1. 蘋果

蘋果中含有一種果膠成分，它是一種可溶性纖維質。一個中等大小的蘋果就含有五克果膠，比絕大部分水果都要多。果膠與膽固醇結合後，會幫助人體將膽固醇排出體外，降低膽醇沉積，從而達到減肥的目的。

2. 奇異果奇異果

奇異果它富含維生素 C，有降低膽固醇的功效，並且它所含的纖維也比較豐富。它能夠增加分解脂肪的速度，避免體內積聚過多的脂肪。

3. 梅子

酸梅中富含一種植物化學物質—花表素，這種物質可以幫助人體有效排出脂肪和毒素。飲用一杯酸梅汁，就能大大加速你身體的「清潔」程式，肝臟也就能將你體內那些可能引起肥胖的物質迅速而徹底排出體外。

4. 香蕉

香蕉雖然卡路里很高，但含有豐富食物纖維，脂肪含量也比較低，而且富含有鉀，能夠減少脂肪在體內的積聚，也是減肥中的理想食品。

5. 木瓜

木瓜有獨特的蛋白分解酵素，可以清除因吃肉類而積聚在下半身的脂肪，木瓜肉所含的果膠更是優良的洗腸劑，可減少廢物在下半身積聚。

6. 檸檬

檸檬的藥用價值非常高，直接食用可以補充人體水分和維生素C。檸檬的熱量比較低，而且具有很強的收縮性，因此有利於減少脂肪，是減肥之佳品。

食材雙面刃：

有些水果能減肥，但有些水果也能增肥。那麼對於渴望減肥的人來說，增肥的水果可謂是他們的「敵人」。一般情況下，甜味濃、含糖分較高的水果以及不會有飽腹感的水果，都不宜吃，例如椰子的糖分含量就高得驚人，減肥時最好不要食用；一粒草莓大約有二十卡的熱量，且飽腹感較差，如果你喜歡吃草莓，而且一次能吃得很多，這樣給身體帶來的熱量也是非常多的。此外，酪梨、柿子、龍眼、葡萄、椰棗以及水果罐頭等都是含果糖和卡路里較多的水果，為了減肥我們最好少吃這些水果。

美味指南：

三日蘋果快速減肥法

肥胖人士在減肥期間，可以在每天只食用蘋果，按人們早、中、晚的進食習慣食用，食量以不感覺饑餓為宜。三天之內不要吃其他任何食物，因為受任何食物都會刺激你的腸胃，會使食用蘋果後正常的消化吸收功能紊亂，當然如果因工作或其他無法抗拒的原因，也可以自己做一日或二日減肥，這樣也會達到一定的效果。

附錄：膳食指南中提倡人們應該多吃些蔬菜、水果和薯類，並以寶塔圖形直觀告訴居民食物分類的概念，以及每天每類食物的合理攝取範圍，告

訴人們每天應吃食物的種類和相對的數量。其中水果每天應攝取一百
克～兩百克。

101. 水果瘦身大行動

官網

國家圖書館出版品預行編目資料

食忌 101：必懂的日常飲食密碼，補品跟毒藥只有一口的距離 / 許承翰，金躍軍著 . -- 第一版 . -- 臺北市：崧燁文化，2020.10
　　面；　公分
POD 版
ISBN 978-986-516-499-7(平裝)
1. 健康飲食 2. 食療 3. 營養
411.3　　109016073

食忌 101：必懂的日常飲食密碼，補品跟毒藥只有一口的距離

臉書

作　　　者：許承翰，金躍軍　著
發 行 人：黃振庭
出 版 者：崧燁文化事業有限公司
發 行 者：崧燁文化事業有限公司
E - m a i l：sonbookservice@gmail.com
粉 絲 頁：https://www.facebook.com/sonbookss/
網　　　址：https://sonbook.net/
地　　　址：台北市中正區重慶南路一段六十一號八樓 815 室
Rm. 815, 8F., No.61, Sec. 1, Chongqing S. Rd., Zhongzheng Dist., Taipei City 100, Taiwan (R.O.C)
電　　　話：(02)2370-3310　　　傳　　真：(02) 2388-1990
總 經 銷：紅螞蟻圖書有限公司
地　　　址：台北市內湖區舊宗路二段 121 巷 19 號
電　　　話：02-2795-3656　　　傳　　真：02-2795-4100
印　　　刷：京峯彩色印刷有限公司（京峰數位）

定　　　價：380 元
發行日期：2020 年 10 月第一版
◎本書以 POD 印製

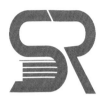

獨家贈品

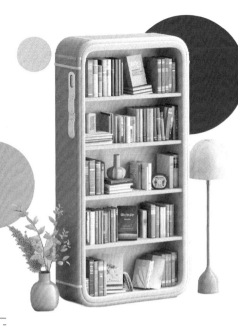

親愛的讀者歡迎您選購到您喜愛的書，為了感謝您，我們提供了一份禮品，爽讀 app 的電子書無償使用三個月，近萬本書免費提供您享受閱讀的樂趣。

ios 系統　　　　安卓系統　　　　讀者贈品

請先依照自己的手機型號掃描安裝 APP 註冊，再掃描「讀者贈品」，複製優惠碼至 APP 內兌換

優惠碼（兌換期限 2025/12/30）
READERKUTRA86NWK

爽讀 APP

📖 多元書種、萬卷書籍，電子書飽讀服務引領閱讀新浪潮！

🎧 AI 語音助您閱讀，萬本好書任您挑選

🔍 領取限時優惠碼，三個月沉浸在書海中

🔔 固定月費無限暢讀，輕鬆打造專屬閱讀時光

不用留下個人資料，只需行動電話認證，不會有任何騷擾或詐騙電話。